U0241108

社区心理健康服务丛书

黄希庭 顾 问 | 陈 红 总主编

干部心理健康指南

主 编 冯正直 李章红

副主编 钟崇鹤 李继会

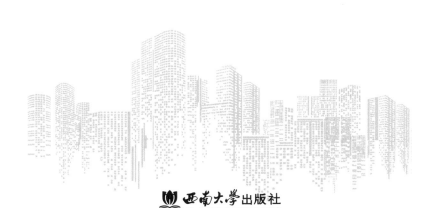

西南大学出版社

国家一级出版社 全国百佳图书出版单位

图书在版编目(CIP)数据

干部心理健康指南 / 冯正直，李章红主编. -- 重庆：
西南大学出版社，2024. 10. -- ISBN 978-7-5697-2203
-1

Ⅰ. R161.1

中国国家版本馆 CIP 数据核字第 2024A37V95 号

干部心理健康指南

GANBU XINLI JIANKANG ZHINAN

主　编　冯正直　李章红
副主编　钟崇鹤　李继会

策划组稿：任志林
责任编辑：雷　兮
责任校对：郑先俐
装帧设计：夊十堂_未　氓
排　　版：杨建华
出版发行：西南大学出版社(原西南师范大学出版社)
　　　　　　地址：重庆市北碚区天生路2号
　　　　　　邮编：400715　市场营销部电话：023-68868624
经　　销：全国新华书店
印　　刷：重庆正文印务有限公司
成品尺寸：170 mm×240 mm
印　　张：15.5
字　　数：256千字
版　　次：2024年10月第1版
印　　次：2024年10月第1次印刷
书　　号：ISBN 978-7-5697-2203-1

定　　价：68.00元

总　序

　　社区是社会的基本单元，社区是基层基础，只有基础坚固，国家大厦才能稳固。十八大以来，随着社会经济的发展和人民生活水平的提高，民众的心理健康问题越来越受到社会各界的广泛重视。党中央、国务院相继出台了一系列相关文件、政策和通知，如2016年由中共中央、国务院印发的《"健康中国2030"规划纲要》，由国家卫生计生委、中宣部等22部门联合印发的《关于加强心理健康服务的指导意见》，均强调了加强心理健康服务的重要意义。

　　习近平总书记在党的十九大报告中明确提出"加强社会心理服务体系建设，培育自尊自信、理性平和、积极向上的社会心态"的要求。为了认真落实党中央、国务院关于社会心理服务体系建设的决策部署，打造共建共治共享的社会治理格局，推动社会治理重心向基层下移，实现政府治理和社会调节、居民自治良性互动，国家卫健委、中央政法委等十部委联合印发了《全国社会心理服务体系建设试点工作方案》，该方案是为了通过试点工作探索社会心理服务模式和工作机制而制定的，强调建立健全社会心理服务网络，加强重点人群心理健康服务，探索社会心理服务疏导和危机干预规范管理措施，为全国社会心理服务体系建设积累经验。工作方案的目标是，到2021年底，逐步建立健全社会心理服务体系，将心理健康服务融入社会治理体系、精神文明建设，融入平安中国、健康中国建设。建立健全党政领导、部门协同、社会参与的工作机制，搭建社会心理服务平台，将心理健康服务纳入健康城市评价指标体系，作为健康细胞工程(健康社区、健康学校、健康企业、健康家庭)和基层平安建设的重要内容。

　　可见，社会心理服务体系建设已成为国家重大需求和战略选择，也是满足人民日益增长的美好生活需要的必然要求。但是，我国的社会心理服务体系建设尚存在不少问题和难题，主要表现为：（1）心理服务体系构建不健全，如基层心理服务平台、教育系统心理服务网络、机关和企事业单位心理服务网络等方面；（2）心理服务人才队伍建设亟待加强，如心理健康领域社会工作专业队伍、心理咨询人员队伍、心理健康服务志愿者队伍等方面；（3）心理健康服务不够优化，如心理健康科普宣传网络、社会心理服务机构发展规范性、医疗机构心理健康服务能力和心理援助服务平台等方面。

为了响应党中央、国务院对社会心理服务体系的战略要求和决策部署，并为解决上述问题尽一份心力，西南大学心理学部、中国社区心理学服务与研究中心组织国内相关领域专家，撰写了这一套符合我国国情的"社区心理健康服务丛书"，旨在更好地为相关工作人员提供通俗易懂、简易可得的开展社会心理服务的基本理论和实践指导。概括来看，本套丛书具有如下特点：

第一，鲜明的中国特色。"社区心理健康服务丛书"是我国第一套成体系、有特色的社会心理服务指南丛书，根植于中华优秀传统文化，涵盖残障人士、空巢老人、公职人员、失能老人、留守儿童、婴幼儿、社区老人、军人以及党政干部等人群。众所周知，中国社区与西方社区截然不同，中国文化与西方文化差异巨大。中华优秀传统文化是中华民族的精神命脉，是最深厚的文化软实力，是涵养社会主义核心价值观的重要源泉。社会心理服务是实施中华优秀传统文化教育的重要抓手，本丛书充分挖掘中国传统文化中的社区和社会心理服务素材，培育社会居民深厚的民族情感、社区氛围素养和人文素养，充分发挥社会心理服务的综合育人效应。丛书以心理学理论指导社会心理服务体系建设，切实提升广大居民的幸福感、获得感和生活质量。

第二，注重实用性。本套丛书通俗易懂，具有突出的实用性和科普性特点，坚持预防为主、突出重点、问题导向、注重实效的原则，强调重点人群心理健康服务，注重探索社会心理服务疏导和危机干预规范管理措施。书中设置常见的社会生活情境，从社会居民的生活实例出发，引导他们自己动手和实践探索，从身边的小事做起，主动养成健全人格塑造和健全行为培育的生活习惯，从而达到培育自尊自信、理性平和、积极向上的社会心态的最终要求，为我国社会治理能力的提升和现代化提供切实可用的心理学知识和技巧。社会心理服务体系的核心内容包括建立健全社会心理服务网络、加强心理服务人才队伍建设、提供保障措施等。本丛书的出版,能够为实现上述目标提供理论素材和理论保障,能够为社会心理服务人才队伍建设和培训提供通俗易懂、切实可用的各类资料素材,也有助于宣传社会心理服务体系建设的方针政策和提高社会居民的心理健康科学知识水平。

第三,彰显国家治理能力现代化。社会心理服务体系建设不仅是新时代国家治理体系的重要内容,也是新时代社会治理能力创新的重要手段。国家治理体系和治理能力现代化的三个维度体现为:一是国家权力机关掌握资源及对其进行合理配置和有效使用的能力;二是国家治理的组织架构解决政治经济社会面临的突出问题的能力;三是社会组织和个体的自治能力。一个现代化的国家治理体系必须具有具备自治能力的社会和个体,体现为社会具有良好的自我组织和自我管理能力,社会公众个体具有较强的自主性和自律性,是具有较高公共理性和法治精神的好公民。本丛书力图为推进国家治理体系和治理能力现代化,努力建设更高水平的平安中国,促进公民身心健康,维护社会和谐稳定提供理论保障。

希望本丛书能为我国社会心理服务体系建设、相关政策的制定和社会实践提供心理学思路和科学依据,助力解决宏观社会心理问题,建设强大的国民心理,运用心理学规律和手段实现社会的"柔性治理",使每位社会公民成为自尊自信、理性平和、积极向上的幸福进取者。

是为序。

陈红

2022 年 4 月 25 日

前　言

　　心理健康是促进人的全面发展的必然要求,是经济社会发展的基础条件,是一个人的生理、心理与社会处于相互协调的和谐状态。"健康中国行动"之心理健康促进行动认为,心理健康是人在成长和发展过程中,认知合理、情绪稳定、行为适当、人际和谐、适应变化的一种完好状态,是健康的重要组成部分。古语云:体壮曰健,心怡曰康。世界卫生组织也认为,健康是身体上、精神上和社会适应上的完好状态,而不仅仅是没有疾病和体质健壮。《黄帝内经》中说,人体机能正常运作,需要保持精、气、神的良好平衡状态。精与气的良好运转就是我们说的"健",是指身体好;在精与气正常的情况下守住人的"神"就是指"康",即不让神外泄,心理好,没有无精打采、情绪压抑、脾气暴躁等异常情况。这就是说,人要做到健康,必须体魄健全,身心健康,这种健康才算是真正的健康。《"健康中国2030"规划纲要》明确指出,要促进心理健康,提升心理健康素养,提高突发事件心理危机的干预能力和水平。习近平总书记在党的十九大报告中强调,要"加强社会心理服务体系建设,培育自尊自信、理性平和、积极向上的社会心态"。干部的心理健康,是指干部在工作与生活中,能坚持追求理想目标,采取积极态度和有益措施,不断调整情绪与行为,以达到适应不断发展变化着的社会环境的一种良好状态。干部作为社会公民中的一个特殊群体,其社会发展、服务人民及执政能力等因素备受社会大众的关注。干部肩上的责任与使命激励着他们负重前行,他们心中更多是装着党和人民的事业,装着社会的稳定和谐,装着全民的健康,却时常会忽略自身的心理健康。

　　干部的心理健康,是实现健康中国新目标的重要方面,是全国人民幸福生活的心理保障,是中华民族伟大复兴的心理能量。干部的心理健康状况不仅仅是个人的事情,更是关乎一个部门、一个地区甚至是整个社会的积极发展与走向的重要因素。研究发现,干部的心理健康70%决定单位的心理健康水平、人际关系和工作绩效等。纵观历史发展,自从有了组织架构以来就有了对干部心理健康的关注,其发展经历了三个阶段:第一个阶段重点是对干部患精神疾病的关注;第二个阶段是关注干部的决策水平、决策失误与绩效水平,反推其可能存在的心理问题或人格因素;第三个阶段是关注干部人格健康、认知健康、道德健康与情绪健康等层面的内容。老子说:"知人者智,自知者明。"干部对自我的认知程度直接影响着自己的心理健康和工作效率。中央纪委研究室研究员邵景均在题为《心理健康应成为选任干部的重要标准》的文章中谈道:"根据近年来中央纪委和地方各级纪委查办案件的情况看,个别干部之所以违纪违法乃至成了腐败分子,一个重要因素是具有严重心理疾患。"如果有心理疾患的人走上或留任重要领导岗位,社会和人民就有可能付出沉重的代价。因此,不论从人道主义的角度,还是从工作的角度考虑,都不应该把那些具有严重心理疾患的人提拔到重要领导岗位;对于那些已经表现出严重心理疾患的干部,应尽快将其撤离领导岗位。关怀、重视干部的心理健康状况是维护社会长治久安、促进时代稳步发展和与时俱进的必然要求。

在前期的研究中,我们了解到越来越多的领导、学者们在关注和研究干部心理健康,涉及干部压力缓解、心理健康调适、组织心理健康等内容。2008年由黄希庭任总主编,安徽人民出版社出版的"心理学与我们丛书"中就包含了《领导干部心灵智慧》一书;2011年,中共中央党校出版社出版了徐培基、胡朝兵主编的《领导干部心理问题实例解析调适与自测》一书;等等。此次,由西南大学出版社组织编写的"社区心理健康服务丛书"专门安排了《干部心理健康指南》一书。关注干部心理健康不仅是时代的要求与历史的呼唤,也是干部个人发展与成长的重要助力,干部的心理健康受到国家、社会和个人层面的高度重视与关注。从国家层面看,干部心理健康是全民健康的一部分,是履行职责,体现"政德""政才"与"政绩"的品质要求。从社会层面看,干部心理健康是引领社会心态和谐与健康发展的保障。从个人层面看,干部心理健康是个人素质全面发展的标志,是个人体健与康健的保障,是适应社会、胜任领导工作的基础。在新的形势下,干部要"博学之,审问之,慎思之,明辨之",要"欲修身,先修心",还要"不畏浮云遮望眼,乱云飞渡仍从容"。通过学习,干部能够掌握科学的心理学知识与技能,积极应对心理困惑,建立积极的价值观,获得健康幸福的人生。

本书总体思路从人格健康、情绪健康、道德健康、家庭健康等与干部息息相关的内容入手,未涉猎精神疾病与决策方面的内容,书中案例及人名除历史人物、网上引用外均系笔者改写或虚构。全书共分为九章,第一章压力与心理健康主要介绍领导干部的工作压力、经济压力、角色转换压力和舆论压力的基本理论、形成原因及应对策略;第二章情绪与心理健康主要从抑郁、焦虑、嫉妒和倦怠四个方面谈干部常见的心理状态;第三章人际与心理健康主要从上下级关系、团队关系、社会关系和异性关系等方面谈心理过程、心理感受与心理应对;第四章成长与心理健康主要从升迁、落选、降职和弃用四个方面谈干部成长过程中可能会有的心理状态及应对方法;第五章生活方式与心理健康从饮食益心、艺术养心和运动健心三个方面谈干部生活方式与心理健康的关系及如何选择有益于心理健康的生活方式;第六章生理与心理健康主要介绍慢性疾病、睡眠障碍和疼痛的表现及应对方式;第七章文化与心理健康主要从社会转型、群圈文化、网络文化和理想文化的角度谈文化对干部心理健康的影响,以及如何更好地使用文化因素促进心理健康;第八章危机与心理健康从重大生活事件、重大工作任务、犯罪及自杀预防的角度认识心理危机与应对心理危机;第九章婚恋与心理健康主要介绍恋爱与心理健康、夫妻矛盾、离异问题和再婚问题中常见的现象及应对策略。在每个章节的板块设计上,主要从心理叙事、心理解读和心理应对三个部分依次叙述,并提供部分心理测评量表帮助干部更好地了解自己和他人;每一章节均从心理叙事出发,通过科学、专业的心理解读帮助干部掌握心理特征、心理过程、心理状态及心理表现,了解工作与生活中存在的心理困扰、遇到的心理危机,并通过可训练、可应用的心理应对达到自助助人、健心强心的效果。

本书由冯正直、李章红任主编,钟崇鹤、李继会任副主编,共同负责全书章节、体例的设计。李章红、夏凡负责完成收集稿件、组织会议、编写样章等工作。书稿撰写完成后,由冯正直最终审定。本书的出版是集体智慧的结晶,各章的执笔人分别为:第一章、第四章,李章红、冯正直;第二章,张华、钟崇鹤、李继会;第三章,麦莉;第五章、第七章,冯正直、李章红;第六章,陈玲、路晓宁;第八章,吴灯;第九章,薛玲玲。

编写本书时我们搜集并参考了国内外大量优秀文献和著作资料,并尽最大可能地标明了各资料的来源和出处,由于资料收集渠道繁杂广泛,可能会有所疏漏。如果尚有未标明来源的资料,我们对原作者致以万分的感谢并表示真诚的歉意。

同时,特别感谢任志林编辑对本书编写花费的心血和指导,感谢西南大学出版社对本书的撰写提供的无私帮助和大力支持。

本书的编写历时四年多,几易其稿,编写过程中我们用心寻求领导干部与心理学专家的指导,反复征求读者意见,但仍然遇到了很多难题。指南既要真正贴近干部,倾听他们的心声,写出真实存在的心理问题及有效的应对策略,又要提供积极正向的动力引导;既要具备政治性、科学性和文学性,又要具有专业性和可操作性。我们努力创新写作形式,运用激励的古诗词、传统文化、价值引领和方法指导,而非说教和理论教育文章。尽管我们已经做出了巨大努力,本书仍然存在不尽如人意之处,恳请广大读者不吝赐教,督促我们在今后的修订过程中加以完善和改正。

冯正直

2023年12月31日于陆军军医大学医学心理系

目　录

第一章 压力与心理健康

内容简介

    干部作为特殊的职业群体,承担着推动事业发展和维护社会稳定的职责,承受着巨大的生活与精神压力。压力在心理学里也叫"应激",是个体在面对使人感到紧张的事件或环境时,自身出现紧张或唤醒的一种心理状态,它是人体内部出现的解释性的、情感性的、防御性的应对过程。压力是心理压力源和心理压力反应共同构成的一种认知和行为体验过程,是一个人觉得自己无法应对环境要求时产生的负面感受和消极信念,是个性化的主观感受。压力本身没有好坏之分,关键在于它所引发的个体反应,它对人既可能产生积极作用,也可能产生消极作用。压力与动力是一对孪生兄弟,适度的压力和你相信压力是助力则可以调动你的潜能;过度的压力和你相信压力有害则可能影响你的身心健康,进而影响工作效率。本章从干部的工作压力、经济压力、角色转换压力与舆论压力四个方面来阐述压力与心理健康。

一、工作压力：问君能有几多愁，恰似一江春水向东流

⚙ 心理叙事

悄然而至的不是春风

正值寒冬，一个冰冷的凌晨，某证券公司总经理魏F从江城滨江路凯旋大厦29楼坠落。当救护车到达时，人已经在布满冰凌的水泥地上冻僵了，殷红的血迹也成了淡红色的冰块。当他的妻子深夜时分被刺耳的电话铃声惊醒时，一切都无法逆转，只听到她在嘴里反复念叨："压力太大了，压力太大了。"

公安人员在调查案情时，该证券公司一名工作人员说："今年正月初七，我们公司第一天上班，在开完早会之后，魏总还到业务部详细询问了年度方案。魏总对业务部的同志说：'现在证券公司如雨后春笋，业务竞争太大，我们一不小心就会被大浪淘沙，在这个行业中被淘汰。同志们一定要不分昼夜，奋力拼搏，绝不能掉以轻心。'他还要求工作场所务必要保持绝对的秩序和安静。"

另一名工作人员说："前天魏总还和一名普通业务员就业务拓展方法有过一次激烈的争吵。业务员是一位女同志，是一名刚应聘来的大学生，金融专业的，有些想法比较激进，但缺乏实践经验。魏总觉得有些不切实际，还噼里啪啦铺天盖地地训了她一通，吓得女孩面红耳赤。这件事很快在公司传开，大家都觉得莫名其妙。现在想起来，他真的是压力太大了啊。"

魏总的妻子悲痛而懊悔地说："都怪我太粗心，现在回想起来，前几天他是有些异常，情绪很低落，晚上十二点回家还不断地查看手机上的资料，时刻关注行情走势图，嘴里却念叨着'太累了，活着真没有意思！'。出事情的当晚他喝了一点儿酒，给一个人打过电话道歉，还给业务部主任打电话安排工作，好像是说如果今年再完不成目标任务就只有走人。又跟我说：'要是我辞职回家当"煮夫"，你会同意吗？'我还以为他说的是酒话，骂了他一顿。我要是当时知道他压力那么大，多安慰他也许就不会发生这种事了！"

心理解读

从以上案例可以看出，魏F在巨大的工作压力下，工作不能取得突破性的进展，生理与心理备受煎熬，行为上也有一些失控，导致思想上出现悲观厌世情绪，且未能很好地化解，认为身边谁也不理解他，也帮不了他，选择了最无效也最不可原谅的一种方法回避压力。如果魏F有较强的心理素质，能够客观分析现状，有较好的缓解压力的策略并做到理性应对，有丰富的心理资源得到更好的心理支持，也许，他就更有能力应对且拥有良好的心理状态和心理健康水平，也就不会选择这样的方式去应对压力了。

心理健康是影响干部行为的重要因素，良好的压力应对能力是评价干部能力的一个新标准。干部作为社会发展的中坚力量，有更高的抱负水平，但长期高强度的工作会使他们的身体与心理出现透支的现象。由于工作性质的特殊性，干部往往承受着比常人更多、更大的心理压力。压力事件出现时，人们通常会有两种反应，一种是与压力事件抗争，一种是逃离压力事件，也称为"战斗或逃跑反应"，它使我们的身体随时做好行动的准备。干部有别于普通工作者，存在特有的工作压力，有生理性压力、心理性压力和社会性压力。由于他们的性格多为"A型人格"，即努力上进、雄心勃勃、争强好胜、期望过高和苛求自己等，再加之岗位角色要求，所以，他们的工作压力主要为下面三种。

1. 更多责任与担当

干部属于公众人物，承载着许多道义责任，心中装着安全、正常运行、发展与效益多重压力，而大众对干部的期望相对会更高，认为干部职位高、格局大、能力强就应该担负所有责任。现在的社会多元化，竞争内卷，各类突发事件层出不穷，使得不少干部精神高度紧张、身心持续疲惫。干部在各机关单位或部门分管某项工作，除需要经常参加各种大大小小的会议外，还必须承担许多具体工作，每一项工作都有详细的考核制度与责任追究制度，未完成任务或者因为个人原因导致考核扣分等都会被问责。巨大的责任压力像头上悬着的一把剑，时时敲打着干部的责任与担当的灵魂。研究发现，一个人的成就动机、责任心与心理压力大小呈正相关，责任心越强，心理压力越大。

2.超负荷长时间工作

干部的工作内容烦琐且复杂,各类会议多,加班时间更多,工作规范和纪律要求非常严格,且干部必须起示范引领作用和高度重视各项任务,从而导致他们长期处于工作负荷过重、工作时间过长的状态。他们既要完成上级安排的任务、处理本单位事务、协调内部人际关系,还要策划长远规划发展等。超负荷、高强度、长时间地工作已经成为各级干部的常态,由于常常加班、熬夜、透支脑力和体力,可能会出现头痛胸闷、血压升高、肩颈酸胀、背部疼痛等不适。如果长期处于高度紧张状态,睡眠严重不足,不能得到及时合理的心理调适与身心放松,可能会导致焦虑不安、精神抑郁等心理问题,严重者还可能诱发心理障碍或精神疾病。

3.竞争与本领恐慌

现代社会节奏变化快,竞争加剧,工作质量要求高,对干部个人的工作能力、专业素养和心理素质等要求不断提高。干部不仅需要精通本部门的专业知识,还要懂经济、懂法律、熟练使用信息技术手段;要有理论高度、有前瞻眼光、会战略部署,更会现场操作;要有口才、善沟通、会协调、懂提炼。干部需要不断更新知识,学习新方法,掌握新技能,具备创新精神和领导才能。这就让干部自我加压,努力学习新技能、新知识,导致其精神高度紧张,身心疲惫,产生焦虑、恐慌、紧张等负性情绪。

当然,有压力并不一定是坏事,重点是把握度。研究发现,中等程度的压力工作效率最高。在工作中,如果压力过大,可能会出现注意力集中困难;如果没有压力或者压力太小,也不利于增强动机和推动发展(见图1-1)。

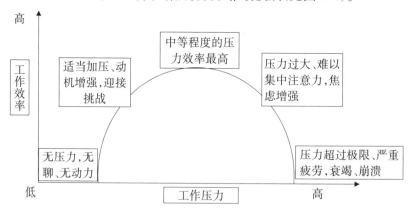

图1-1 工作效率与工作压力的关系

❈ 心理应对

工作压力有三种状态,压力不足会让人感到无聊,不足以调动积极性,需要加压;压力适度能提高工作效率,压力是动力的源泉,更有利于创造性地开展工作;压力过度会造成身心状态不佳,影响工作推进。人们最出色的工作往往在处于逆境的状况下完成,思想上的压力甚至肉体上的痛苦都可能成为精神上的兴奋剂。工作压力具有个性化,每个人对从事同样的工作产生的体验可能会截然不同,一个人不愉快的工作压力对另一个人来说可能是愉快的体验。应对压力的调适方法也各不相同,同一种方法不一定适合每一个干部,需要干部根据自己的个性特征选择适合的应对方法。下面从工作压力与心理健康的角度给大家推荐四种方法。

1.善于授权+离场管理法

庄子《天道》中写道:"静则无为,无为也则任事者责矣。"这句话的意思是:虚静便能无为,无为使任事的人各尽其责。善于授权是从古至今政界和商界高效工作的秘诀之一,特别是干部管理事务多、责任重,更不能事必躬亲。如何合理地授权,达到"无为而治"的境界,是领导的谋略也是管理的艺术。干部应智慧地分配任务,除了对下级分配任务以外,还可以分配给自己的同事或合伙人,以及其他服务性机构。干部需要在工作管理中学会转换思路,调整认知,改变完美主义和权力情结,有大格局、大胸怀、大目标,不拘泥于细枝末节,发挥自己离场管理的能力,信任并放权于下属,增强下属的责任感和工作信心,形成共同发展、互相信任的组织氛围。

2.整体规划+时间管理法

应对工作压力的一个很好的办法是能运用系统思维进行整体规划,"一切尽在掌握中",这种感觉本身就能很好地缓解压力。干部要有意识地安排自己的时间,善于用技巧、技术和工具,把时间管理用在最有意义的事情上,帮助自己、引领同仁、指导下属及时高效、高质量地完成工作和实现目标。

时间管理优先矩阵(图1-2)是把时间按其紧迫性和重要性分成纵轴和横轴,形成ABCD四个象限,按照ABCD的顺序管理时间。第一象限(A)是重要且紧急的事情,无法回避也不能拖延,必须首先处理、优先解决。它表现为重大项目的谈判、重要的会议工作等。第二象限(B)是重要不紧急的事情,时间上不具有紧迫性,但它具有重大的影响和意义,往往需要消耗大量的时间和精力。生活工作中很多重要的事都需要未雨绸缪,如:计划、准备、学习、培训等事情都是重要的储备工作。第三象限(C)是不重要但紧急的事情,这一类事件对人们的欺骗性是最大的,它很紧急的事实造成了它很重要的假象。由于很紧急,如果不做的话也可能会对我们产生不好的影响,所以要赶快处理。事实上,像无关紧要的电话、看电影、逛街等事件都并不重要但会占据我们很多宝贵时间。第四象限(D)的事情不重要也不紧急,大多是些琐碎的杂事,这种事件与时间的结合纯粹是在扼杀时间。发呆、上网、朋友圈点赞、闲聊、逛街等,这些虽然也是某些人无聊时打发时间的一种生活方式,但是要在保证重要事件完成的基础之上,偶尔作为放松的一种方法。事件重要性的判断标准往往是按照自己的人生目标和人生规划来衡量的,紧迫性是指必须立即处理的事情,不能拖延。

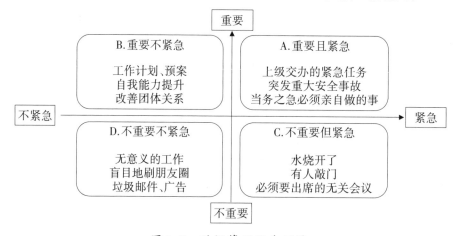

图1-2 时间管理优先矩阵

干部可把每年、每月或者每天要做的事情全部列出来,精细到每一小项,并为每一件事情加上完成的时限。可以把罗列出来的事情贴在一个醒目的地方,或者用一个专门的工作提示笔记本,提醒自己按重要顺序和时间紧急顺序完成任务。每做完一件事,就在旁边画个钩,或者直接涂抹掉。可以对照长期工作任务有计划、有目标地用时间矩阵进行规划分类,也可用时间矩阵对每天的工作进行记录分项,运用帕累托法则(又称80/20法则、二八定律),即利用20%的时间投入产生80%的效率。坚持一次只做一件事,工作时要保持专注,尽量放弃不重要也不紧急的事。

3. 善用资源+人际管理法

运用各类社会资源和心理资源来应对压力。首先要有个人资源。如时常进行自我心理关怀,增加心理健康常识与心理调适知识,增强自己的心理韧性,提升自己的心理健康水平,善用科学的理论知识与自己过去成功的经验应对压力。其次是亲人资源。有压力或者心情烦闷时,通过给家中有正能量、愿意支持和帮助自己的亲人打个电话,发个信息,邀约亲人一起散步聊天、吃个便餐、喝个清茶或者一起去旅行等来缓解自己的压力。再次是社会资源。要充分利用好社会资源,如党和政府、上级领导、同事、朋友等,在自己遇到困难时可主动及时向上级汇报,心里的烦恼也可以选择和值得信赖的同事朋友等倾诉。最后是专业资源。以上方法均不想使用时可寻求专业心理辅导,如拨打心理援助热线或者寻找心理治疗师、心理咨询师或者其他心理志愿者,主动倾诉和进行心理咨询,以帮助自己更好地应对压力。在人际互动中注意沟通方式,明确沟通目的,选择合适的沟通对象,运用科学的沟通方法,维系良好的人际关系。可以每天固定一个时间对需要及时沟通的对象进行互动交流,建立和谐的人际关系,减少人际交往的压力。

4. 提升能力+情绪管理法

砥砺"吾生也有涯,而知也无涯"的为政态度,坚守"入山问樵,入水问渔"的求知精神。提升思维能力、学习能力、创新能力、决策能力、领导能力和实践能力。做到勤学善思,学以致用,不断吸收新知识新信息,与时俱进。对于压力导致的消极情绪可以从下面三个方面来缓解:一是学会觉察、识别与接纳情绪。每个人都会有正性的、负性的或是中性的情绪,遇到不同场景有不同的情绪体验是非常正常的现象,焦虑、抑郁、烦躁、难受、愤怒等负性情绪每个人都会经历。在有负性情绪的时候停止防卫,不听从,也不对抗;不跟随,也不逃离。意识到自己有这样的情绪,花点儿时间去感受它的存在,明确了解自己产生的是什么样的负性情绪,然后与这种负性情绪待在一起,接受它又来到你的身边,仿佛多年的老朋友一样,欢迎它的到来并询问它来是想告诉你什么消息。顺其自然,为所当为。二是选择合理的方式表达情绪。可选择合适的对象、安全的环境,运用合理的方式进行表达。合适的对象应是可靠的且自身情绪比较稳定的。你可以选择用文字语言进行内在的自我对话或者自由书写的方式进行记录，可以选择用话语与值得依赖的人直接表达内心真实的情绪与感觉，也可以选择找个安全无人的角落大哭一场或者大声吼叫，还可以通过多运动，听听自己喜欢的音乐等方式应对压力。三是自主管理情绪。你可以在觉察、识别与接纳的基础上继续做自己情绪的主人，通过调整不合理的认知、积极科学的归因、增强心理韧性、建立和谐的人际关系以主动获得社会支持等策略管理情绪，从而能够自主控制负性情绪停留的时间长短，及时有效地对负性情绪进行转换，提升对积极情绪的感受能力和心理免疫力。

在工作中，如果负性情绪过多且持续时间过长，可能会降低我们的行动力，影响人际关系和工作效率等，而情绪处于相对平衡状态才最有利于提高行动力。当然，如果情绪过于低落或者情绪过于高涨，也不利于增强行动力和提高工作效率（见图1-3）。

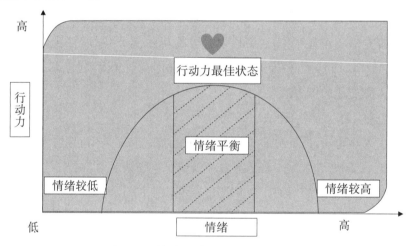

图1-3　情绪状态与行动力的关系

二、经济压力:酌贪泉而觉爽,处涸辙以犹欢

⚙ 心理叙事

两袖清风朝天去

华灯初上,夜幕降临,在新新路拐角处发生了一起车祸,一辆白色马自达莫名快速撞击路边灯柱。救护车到了,伤者是一名中年男子,头部重创,浑身是血,生命迹象微弱,车上除司机外再无他人。

据悉,伤者是某政府办公室主任黄A,现年47岁。其妻子是某小学教师,去年查出乳腺癌,正值化疗后休养期;儿子是大三学生,正准备考研;父亲去世,母亲是农民无收入,刚查出肺癌。

黄A在区政府虽不能拍板人事任命,但是在很多人眼里,他能接触区委常委,在重要领导面前能说上话,有机会得到提拔重用,发展前途好,加上他工作努力认真,写作水平很高,深受领导的喜爱,所以总会有人借机送上礼物或者现金之类的,想请他帮忙搭一下主要领导的桥,但他一律拒绝。他想凭自己的能力做事和被重用,所以他常常加班到深夜,尽心尽力完成任务,每个月会把工资都如数交给妻子保管。家中目前居住的三居室还是按揭购买的,每个月要还数额不低的房贷,儿子报名参加了考研补习班,又没有多余的存款,如今家里突然遇到两个亲人生病,妻子和母亲治病都需要用钱,家庭顿时陷入经济困境中。

面临残酷的现实,黄A成天想办法挣钱,可总是事与愿违。偶然听说加杠杆炒大宗商品可以获得暴利,就用2000元加了200倍杠杆,运气好的话可以瞬间拥有40万。然而这是一个诈骗集团的套路,他第一次操作就爆仓,一夜之间欠了40万元的债务,这无异于雪上加霜。黄A曾试图通过法律手段解决,但这件事一旦曝光会对他造成极大的负面影响,作为国家公职干部的他,实在丢不起这个脸,只好忍气吞声独自承担这意外飞来的债务。

儿子想读国外研究生,需要钱,他不敢表露自己的真实困境,感觉内心极其烦闷。母亲需要做手术,还是钱的问题,做不了,他觉得无地自容。妻子发现黄A有些异样,也觉得是经济上有压力,曾提出悄悄地利用周末的时间在家里给自己的学生补课以补贴家用的想法,这又让黄A羞愧自责不已。

众多的事情,都集中在经济压力上,外面的40万黑账也逼得黄A喘不过气来。他终于想出了通过车祸保险赔付这一招数,可是结果又会如何呢?

心理解读

在现实生活中,干部的收入分配也一直是备受争议的社会焦点。由于干部位高权重,掌握着更多人财物的支配权,社会和家庭对他们的期望也相对比普通大众更高。上面故事中,黄A同志面临子女教育、赡养老人、家庭收入及个人生活质量等经济压力,梦想利用加杠杆炒大宗商品实现暴利反而掉入陷阱。屋漏偏逢连夜雨,他既想要维持良好的社会形象,又要承担各种对外对内的经济支出,承载的经济压力非常大。黄A想要快速增加经济收入,不愿意接受不当之礼,也不希望妻子去违规补课,从而陷入强烈的心理冲突。在心理学中,心理冲突主要有以下四种形式。

1.双趋冲突

双趋冲突又称为接近—接近型冲突,指个体必须对同时出现的两种或两种以上具有同等吸引力的目标进行选择,又只能选择其中一种时产生的难以取舍的心理冲突。孟子《鱼我所欲也》有云:鱼,我所欲也,熊掌亦我所欲也;二者不可得兼,舍鱼而取熊掌者也。人们既想把时间花在工作上追求更多的业绩取得更高的成效,又想把时间花在创收上得到更多的财富,但因时间有限,都想要又不能都得到,只能忍痛割爱抛舍其一。

2.双避冲突

双避冲突又称回避—回避型冲突,指个体必须对同时出现的两种或两种以上的目标进行选择,都想回避但又只能回避其中一种时出现的冲突,即通常所说的前怕狼后怕虎。如你家中因特殊原因陷入经济困境,负债累累是你不想要的结果,也不希望通过违规违法的方式谋取财富。如果你选择了回避违法贪腐的诱惑,可能就没有办法回避家庭的经济危机。

3.趋避冲突

趋避冲突又称接近—回避型冲突,指个体对同一目标因既想接近又想回避的两种相互矛盾的动机而引起的心理冲突。常见的又难以解决的接近—回避型冲突通常发生在下列两种动机之间:独立与依赖、亲近与隔离、合作与竞争、冲动表达与道德标准。在权力的行使中,有时签一个字批一个项目,别人可能获得丰厚的利益,自己仍然只有微薄的工资,心理会不平衡。此时如果有人用丰厚的金钱来表达谢意,就会产生趋避冲突——不收,心有不甘;收,心却不安。想拥有更多的财富过上更优质的生活,不愿意用不正当的手段去获取也是趋避冲突。

4.多重趋避冲突

多重趋避冲突指由于面对两个及以上既对个体具有吸引力又遭个体排斥的目标或情境所引起的心理冲突,每个目标又分别具有接近—回避型冲突,人们很难进行目标的选择。比如,岗位选择时有一职位工作压力小事情少,但能支配的权限也小,福利待遇很不好;另一职位责任风险大事情多,但管理权限大福利待遇好,能够更好地施展自己的才华,也能为提高生活质量提供保障。这就是多重趋避,每一个里面既有我们想要的目标,也有不想要的目标。

🏵 心理应对

现实生活中,干部的付出和所获得的报酬不一定成正比,工作的艰辛、时间精力的长期奉献,但酬劳不平衡、升迁受阻等也可能会导致心理失衡。另一个层面,由于干部掌握更多人财物的支配权,也面临更多的金钱诱惑,诱惑越多越大,心理压力也会越大,导致出现复杂的心理和行为失衡。下面从经济压力与心理健康的角度给大家推荐以下三种应对方法。

1."平衡心"疗愈法

人生不如意十之八九,现实生活中,每个人都或多或少会受到不公平的待遇或者陷入人生的困境,产生不平衡的心理。身心障碍产生的根源在于个体潜意识中的矛盾冲突,矛盾冲突积聚到一定程度后就会突破原来的平衡状态,表现出各种症状来,如抑郁、焦虑、躯体化等,使个体更痛苦。这里的平衡心不仅指看待事情保持心态平衡,更重要的是通过平衡心理治疗实现其身心平衡状态达到治愈心理疾病的目的。"发而皆中节",让心态平衡、情绪平衡、关系平衡,能量亦保持平衡。

鲁国公孙仪嗜鱼如命,无鱼不欢。他始终能保持平衡心,做事做人不因身份职位发生变化而改变。他就任宰相后,亲朋好友、官场同僚等人都给他送鱼,一概被他谢绝。他有一学生听说老师当了宰相,特地买了时鲜大鱼登门恭贺,公孙仪仍然拒收。学生深感奇怪,问道:"老师素来喜食鱼,却因何不受?"公孙仪回答说:"时人投我所好,送鱼者纷至沓来,我身为相国,居于群臣之首,一人之下万人之上,理应以廉为宗,故虽嗜鱼而始终不受人一鱼。"学生复劝道:"我送鱼是尽师生之谊,别无所求,请老师通融一次。"公孙仪连连摇头说:"入仕为官,贵在不贪,受礼纳贿,败坏吏治,污浊官场,此戒万不可开。如今我居相位,有俸禄可买鱼吃,若因贪赃枉法而丢了官职,自己无钱买鱼,别人也不会再送鱼,到那时倒真吃不到鱼了。你既是爱师,还是爱我以德为好。"学生终于被说服,便持鱼而归。

2."自控力"稳心法

自控力即自我控制的能力,指对一个人在面对一些事物、突发事件、感情问题以及金钱权利等一系列的诱惑时进行的自我管理和控制。广义的自控力指对自己的周围事件、对自己生活和事业的控制感。自控力是人适应社会的重要心理功能,也是自我心理结构的重要组成部分。缺乏自控力,就不会形成良好的行为习惯,严重的会因为抵挡不住外界诱惑,走上犯罪道路。从心理学的角度看,自控能力是个体对自我心理控制的能力,是个体通过采取各种策略来控制自己的情绪和行为,提高自我调节和管控的一种能力。我们可以通过调节自我的心态,锻炼自己控制感情、承受压力的能力和增强自我的意志力,做到不为利所缚,在生活中找一些自己做起来感觉舒服的事并先做一些适当简单的放松,然后制订小计划再逐步实现。自控的内容包括控制自己的思想、时间、接触的对象、目标和情绪、沟通的方式和承诺等。控制了自己对于金钱的欲望,也就等于减少了错误的发生,唯有自控才是通往自由的正确道路。

心理学研究表明,自控力来自大脑前额叶皮质,由人大脑中的生物能量决定,是天生的,也是一种"肌肉模型",就像我们锻炼肌肉力一样,用进废退。有的人天生就强一些,但如果后天不训练也会退化;相应地,就算是天生比较弱,后期只要加强训练,一样可以变强。有神经科学家认为,我们虽然只有一个大脑,但我们会有两个自我,一个释放欲望、及时行乐,另一个则克制欲望、深谋远虑。也有神经科学研究表明,大脑前额皮质分成三个区域,分别管理着"我要做""我不要"和"我想要"三种力量。左半脑的前额皮质管理"我要做"的力量，右半脑的前额皮质管理"我不要"的力量。在这两个区域下面、眉毛上面的第三个区域，它接入目标和欲望，真正决定"我想要"的是什么，它可以帮助我们采取行动和拒绝诱惑。

3."自信心"赋能法

自信心也称为信心和自我效能感，是一种反映个体对自己是否有能力成功地完成某项活动的信任程度的心理特性，是一种积极、有效地表达自我价值、自我尊重、自我理解的意识特征和心理状态，也是一种健康向上的心理品质。遇到家庭经济压力时，一定要对自己有信心，有一本书就名为《世界上没有绝望的处境，只有对处境绝望的人》。不管自己所处的环境多么恶劣，担子有多么沉重，都不要放弃希望，要相信自己有能力扭转，相信这只是暂时的，相信自己有能力应对，坚信一切艰难困苦终会过去，坚持下去就会是充满希望的明天。

拥有自信心就会相信自己、信任自己有能力应对困难及解决问题。班杜拉认为，在某种情境下，可从四个方面提升自信心：一是行为成就，多看看自己以往的成就；二是替代经验，学习别人成功的经验；三是言语劝说，主动寻求自己敬佩与信任的人的指导与劝说；四是情感唤起，自我激励并唤醒适度水平的情绪情感。"自信心"赋能可通过以下方式实现：第一，可以运用积极自我暗示的方法，每天对自己说："我的表现一直都非常出色，我相信我可以做到，我一定会有好的方法解决问题，一切都会好起来的。"第二，可以观察身边或者影视作品中通过努力克服困境，破茧成蝶的成功人士的做法，学习他们成功的经验。第三，可以通过给自己写一封电子邮件或者编辑一条短信，写下三件别人觉得很感激你的事情，表扬那个曾经克服无数困难走到今天的自己。也可以花几分钟记录下一段过去积极的经历，做三十分钟有氧运动，或者选择坐下来，静静地从正性的积极方面冥想两分钟。第四，还可以专门花时间去见一见你尊敬的人或者很敬佩你的人，请求他们帮你寻找过去成功的经验。

三、角色转换压力:沉舟侧畔千帆过,病树前头万木春

◎ 心理叙事

陈S的"N"次方

"高堂明镜悲白发,朝如青丝暮成雪。"陈S才当了区教委副主任不出一个月,40多岁的人突然两鬓斑白,活像个小老头。他感受到强烈的不适应,一方面担心不能很好地胜任新工作,另一方面怕大家失望。

陈S原是区委组织部的科级干部,在一次公开选拔处级干部时调任区教委任副主任,其实在区委组织部工作之前他曾经在区教委工作过,不过当时他是区教委办公室的宣传干事。如今在组织部磨炼两年,身份突然变成原同事的领导,他感觉自己不再是自己,担心原来同事之间的亲密友好会不见了,这让他非常惶恐和焦虑。陈S的新工作刚好分管人事,以前自己的科室主任、好哥们、朋友都成为自己的下属了,他面临多重角色期待和要求。区教委又恰逢机构改革,内设机构缩减,非公务员身份不能任职,需要进行大范围人事调整。面对熟悉的工作环境和纠结的人际关系,机构改革面临免职的诸多科级干部均是自己的前辈和朋友,他有些不知所措。陈S既想体现领导角色要求抓好改革工作,又想满足曾经是老朋友的角色要求,特别担心因机构改革和人事调整导致朋友多年的感情受损,内心忐忑不安,情绪烦躁、焦虑,整夜无法入睡,明明已经很想睡觉,可只要一闭眼大脑就会被各种问题缠绕,甚至想过用结束自己生命的方式来结束这种睡不着的痛苦状态。

陈S由于角色突然的转换无法快速适应让自己痛苦万分,在处理机构改革中也未能很好地转换角色,甚至回家也无法很好地履行自己其他角色职责,经常一个人坐在书房想如何才能让工作很快有起色,让上级领导肯定自己,让老朋友们认同自己。这让他的妻子很不明白:在单位你才是领导,回家就只是我的丈夫和孩子的父亲,为何不能快速转换身份角色?不同环境用不同角色生活有那么难吗?

后来,陈S与一位心理学专业的朋友多次沟通交流,明确了自己的目标定

位,坚守岗位立场,坚持原则,找到了调整心态的方法,很快顺应环境、转换角色,很好地融入了工作单位,顺利地推进了机构改革。

心理解读

上述情境中陈S由于身份角色发生极大的转变,以前的领导和同事成为自己的下属,一时未能转变角色,导致出现暂时的心理困惑。角色压力的概念是由心理学家卡恩·沃尔夫和奎恩等人提出来的,是指由一系列与角色有关的压力因素组合而成的压力,一般包括三种角色压力:角色冲突、角色模糊和角色超载。陈S在面临工作调转、角色突变时没有把握好各类角色的尺度与边界,想在"N"个角色之间做到完美平衡,又没有办法满足每个人的需求,这种"N"次方的完美平衡让他感受到巨大的压力(角色超载)。要处理好工作,必然会损伤个别朋友的利益;如果考虑让每一个朋友满意,又必然无法在规定时间内推进机构改革(角色模糊)。这类职业角色转换的冲突、生活中干部与家庭成员两个角色之间等的冲突比较常见(角色冲突)。如果影响严重的话,干部社会角色功能部分丧失就可能会出现角色紧张与冲突,严重者导致社会角色扮演无法进行。

1.角色期待

角色期待是指社会或个人对某种角色表现出特定行为的期待,表现为"希望他这样做而不是那样做"。一个人的角色行为是否符合他所处的地位和身份,要看他在多大程度上遵从了角色期待。如果人们对一个角色的期待与要求不一致,或者一个人身兼的几个角色之间要求不一致,就可能使人处于角色冲突之中。角色期待的内容并不是固定不变的,随着时代的变化,人们对某个角色的看法就会发生变化。干部无论升迁还是落选,都要对担任的社会角色应当有的言行有清晰的认知,自己也要从言行上努力接近社会角色的期待。无论在单位还是在家,干部更应学会扮演多种角色,在一定场合还需要灵活地变换角色,只有这样才能在复杂多变的情境中有效地工作。

2.角色认同

角色认同是指一个人的态度及行为与本人当时应扮演的角色一致。一个人了解了角色期望之后就有一个对角色规范的接受程度问题,即他是否愿意按照既定的角色规范去做。社会要求每个人"各安其位",赋予不同岗位的人以不同角色,不同岗位角色都有相对稳定的岗位职责。处于领导岗位的干部,很多人愿意用有限的精力去关注干部的外在身份,但很难保持精力去探索干部的内在禀赋。所以,干部无论处于什么岗位,需要自己内心真正地认同与适应,才能更好地保持自己的身心健康。

3.角色冲突

角色冲突是个体在不同条件下由于不同地位、身份与角色之间出现不相容的期望导致的心理矛盾和行为冲突现象。社会生活多元化注定每个人都具有多重身份,要扮演多重角色,一个人如果不能同时满足多种角色期望,便会出现心理矛盾。角色冲突可分为角色内冲突与角色外冲突。角色内冲突是指同一个角色,由于社会上人们对他的期望与要求的不一致,或者角色承担者对这个角色的理解与社会大众不一致,而在角色承担者内心产生的一种矛盾与冲突。角色内冲突往往是由角色自身所包含的矛盾造成的。它的突出表现是,当一个人处在犯罪的边缘,思想上进行激烈斗争,这时,两种对立性质的规范、要求要通过行为者内心的冲突较量,即选择哪一种行为模式,扮演哪一种角色来决定。此外,角色冲突还表现为角色改变时,新旧角色之间发生的冲突。角色外冲突则是不同角色地位的占有者对特定角色缺乏共同认识产生的冲突或者个体同时扮演几个角色时产生的多重角色冲突。

4.角色模糊

角色模糊也叫角色不清,是指个体对其扮演的角色认识不清楚,所体验到的工作角色定位的不确定性,一些利益相关者现在或未来对他的期望是什么也不明确。角色模糊包括工作职责的不确定、工作目标的不确定等,因此常造成工作流程上的混乱和工作效率的低下。本故事中的陈S由于工作岗位的突然转换,导致他对新旧岗位的工作角色未能有清晰的认识,对工作的目标,他人的期望,工作中的权利、义务和责任,以及工作表现和回报间的关系等也缺乏清晰、稳定的认识。这种情况下,他可能不知道该做什么,也不知道怎样才能有效地承担起工作角色。

5.角色超载

角色超载是指当个体因缺乏必要的能力、技能、足够的时间或资源而无法顺利完成或满足各种角色需求时所体验到的一种角色压力。角色超载也是角色冲突的一部分,其重点在于满足角色期望时所面临时间与资源的"缺乏性",原因为时间太少、任务太重与任务太难,如果这种缺乏有办法补全,角色期待通常能被顺利实现。角色超载的影响因素众多,有来自工作(如上级、同事、下属等)或家庭(如伴侣、孩子、父母、亲友等)的责任与义务,还有来自个体因素如人口学(如性别、年龄、受教育程度、工作年限以及职位级别等)、人格特质(如性格、气质、能力等)、领导者因素(如领导者风格等)和情境因素(如组织管理、行为等)等。

✿ 心理应对

著名的美国心理学家卡巴金说过:在充满角色压力的环境下,如果自己可以清楚地觉知到自己的选择,明白应对方法与这些角色压力事件的相关性及其有效性,自己就能控制压力体验,这可以决定自己是否会陷入压力状态。角色适应是指个体的角色表现与角色期望达到协调的、良好的状态。角色适应能力是指调整自己的角色行为使之与角色期望逐渐吻合的能力。干部要合乎时代发展的要求,当岗位调整时要重新定位自身角色,对一个给定角色的期望或规定有明确的理解和认识。干部更需要根据社会角色的不同职责与任务来转换角色,心理和行为与担任的角色相符,能面对和适应现实。下面从角色转换压力与心理健康的角度给大家推荐三种应对方法。

1.角色扮演训练

角色,是社会学从戏剧舞台中借用过来的一个概念。角色是指一定的社会身份,以及与之相一致的一套思想和行为的模式。角色提供了人际沟通的基础,是个体和社会之间的一座桥梁,是个人入世的媒介。社会对角色提供的要求、期待和禁忌,使每一个成员知道自己承担的角色和他人的角色之间的关系,从而使职权有分际,业务能联系,个人才知道自己怎样为社会工作,怎样借助角色来发挥自己的主观能动性。

现实中每个人一般都同时扮演着家庭角色、职业角色和社会角色等不同的角色。干部的角色十分丰富,在工作上,是掌握着一定公权力的领导者;在家庭和生活中,是普通公民,有着亲情、友情和日常生活中接触的各种人际关系。如果在这些社会活动中,干部不能很好地区分角色,把工作作风带到家庭和生活中,容易导致人际关系紧张。如:个别干部在日常生活中也总觉得自己是领导,比其他人见多识广有见地,把邻居、家人都当作下属,喜欢高高在上地讲道理、提要求。

干部可以根据自己担任的职务在模拟的、逼真的工作环境中或者想象的场景中,去处理可能出现的各种问题,训练自己的心理素质、潜在能力;还可以在培训情景下体会角色实践,找自己的家人或者特别信任的朋友帮助自己进行角色扮演,在真实的模拟情景中,体验某种行为的具体实践,帮助了解自己,获得改进提高。角色扮演训练适用于领导行为培训(管理行为、职位培训、工作绩效培训等)、会议成效培训(如何开会、会议讨论、会议主持等),以及沟通、冲突、合作等场合。

2.正念调适法

正念是一种心理疗法,指有目的、有意识地关注和觉察当下的一切,无条件接纳当下存在的一切并且不做任何判断、任何分析与任何反应,只是单纯地觉察它、注意它。练习时可将注意力集中在此时此刻,通过关注自己当下的呼吸、身体和意识,清楚地觉知自己的想法、担忧及感受。可以选择在睡觉前、睡醒后,走路时,吃饭时,劳作时,洗澡时,喝水、泡茶时或冥想时集中注意力感知自己的感受,没有任何目的,只需要微笑着顺随自己的呼吸,接纳和拥抱自己的所有感受,把正念和认知的方法融合,提高自己的觉知能力,如实地像旁观者一样观察自己此时此刻的想法、情绪和身体的变化。

以正念呼吸为例,练习正念呼吸可根据以下步骤引导自己:第一次练习时为了更好地体验呼吸时身体的变化,先让自己慢慢放松并安静下来,选择一个背部直立的和舒适的姿势。然后双脚平放在地板上,双腿不要交叉。如果觉得舒适的话,可以轻轻地闭上眼睛,或者让目光低垂,松散地落在你前方1.5米左右开外的地方。可把一只手放在腹部(肚脐部位),感受气息在此刻进入你的身体。腹壁随着吸气隆起,随着呼气下沉。聚焦于呼吸的感觉,把注意力集中在你觉得呼吸时感觉最生动和最分明的地方(譬如鼻孔)。无须以任何方式来控制你的呼吸,只是让身体自己去感受。如果呼吸有点儿快,就去感受有点儿快的呼吸;如果感觉呼吸有点儿慢,就去感受有点儿慢的呼吸;感受空气进入鼻孔时的感觉,感受气体呼出时身体的感觉;不用刻意去控制或者调整呼吸的快慢,只需要如其所是地感受身体的感觉。你也无须控制呼吸的流动,允许它自如地来去,尽自己所能,感受身体的变化。沉浸在此时的觉知中,就这样感觉气息进入身体。尽自己所能,也把这份允许的态度融入自己其他的体验中,没有什么需要去修正的,也没有什么特别的状态去达成。只需尽力,听从于自己的体验,而无须让它有任何不同。请坚持每天练习一次以上,每次练习10~25分钟。

3.意义分析法

尼采说过一句很有智慧的话:"知道为什么而活的人,便能生存。"心理学家马斯洛认为人总是在不断寻求一个更加充实、更加完美的自我,不断寻求生存的意义和存在的价值,最终趋向自我实现。每个人在特定时刻都有独特的使命,干部可通过探索人生意义和价值舒解压力,放开自己,拓宽人生意义的范围,领会到"生命的三重意义"。一是对自身的意义。所有自己经历的事情,自己的感受,自己的所有遭遇、喜怒哀乐、悲欢离合对自己都是有意义的。二是对他人的意义。自己的存在对亲人、友人或者恋人都是有意义的。自己结交了一个朋友,自己帮助了某人、爱上了一个人等,包括自己的生命对他人都是有意义的。三是对社会的意义。每个人都是社会人,自己的工作、自己的生命对于社会的运转是具有非凡意义的,自己的生命对社会的发展变化是具有特殊意义的。

选择过一个有意义的人生,意味着追求某些超越自身的东西,并为之奋斗。干部可以通过把压力等生活中的挫折、不满、怨愤转化为有益世人的行为,认识并研究自己,相信"雾霾终会尽,陌上花似锦",写出自己的价值并为自己设定目标清单,一小步一小步前进,通过自己对生命的理解来回答生命的意义,担当起自己的责任,将生命意义的追求作为自己的主要动机,并以无畏的勇气实现自己的理想和价值。奥地利心理学家弗兰克尔指出,找寻到生命意义的三个途径,一是有工作(做有意义的事),二是有爱(关爱他人、关爱自己),三是拥有克服困难的勇气。

四、舆论压力：人云亦云独戚戚，谨言慎行亦悠悠

❀ 心理叙事

舆论压力魑魅魍魉

姜L当上动漫集团总公司的团委书记的消息不胫而走，她虽然是名校来的高才生，但刚工作两年就被委以重任，难免有些人觉得有内幕。

果不其然，刚刚公示流言蜚语就开始满天飞。"你们还不知道吗，姜L认了董事长做干爹，坐在干爹大腿上喝酒呢。""姜L经常陪董事长出差呢，鞍前马后的，年轻又漂亮，温柔又风骚，不上位才怪。""姜L在学校时就是风云人物，学生会主席，一个学生经常陪校长喝酒，党也入了，天生的交际花。"……

好事不出门，坏事传千里。在这个互联网时代，通过各类群，大家都在聊姜L的乱七八糟的各种故事，版本层出不穷。开始姜L还蒙在鼓里，董事长也全然不知，可是就在公示即将结束的前一天，分管人事的领导找董事长汇报了情况，让董事长大吃一惊。

姜L立即被人事部约谈，她顿时感觉天昏地暗。作为一个努力上进的年轻人，加上大学时代的磨砺，她对这些本来是嗤之以鼻的，然而舆论这个东西对于任何一个组织和个人来说，其影响力都不容小觑。迫于铺天盖地的传言，人事部门为了维护个人和企业的形象，暂时中止了姜L的任用事宜，说是有待调查后再行处置。

事情持续发酵，姜L的男朋友也受到舆论的困扰，与姜L提出分手。姜L内心十分崩溃，不当团委书记也就算了，莫名的网评却影响到自己的个人生活。于是姜L毅然决定远离这个是非之地，平复一下心态，重新开始新的人生。她来到珠海之后，传来了动漫集团总公司的消息，始作俑者原来是宣传部部长王D，她只是出于嫉妒心理随口说了几句，也没有想到事情完全不受控制，流言会越传越悬乎。

如今距离提拔任用事件已经过去很久了，动漫集团总公司也早已物是人非，可无中生有、嫉才妒能的无聊之人却无处不有，八卦舆论无时不在。而姜L

展露的锋芒因滚滚乌云闪电的威吓不再轻易展现,一颗正在向上生长、还不是那么坚强的心深受伤害。

心理解读

互联网时代,网络舆论事件频发,而"民间舆论场"是网络舆论事件的主要发起者和推动者。姜L作为名校毕业的高才生,有丰富的学生会工作经验,出于对动漫的热爱选择到了动漫集团总公司工作,终究由于心理素质还不够强大和应对网络舆论经验不足而选择离开。除上述两个原因外,还有一个重要因素是干部更容易成为大家关注的焦点,干部的一言一行、一举一动都无处遁形。由于干部身份的特殊性,大到对社会热点、难点和焦点问题,干部违法乱纪、重大社会事件等的处理,小到干部言谈举止、个人生活都在网络的监督下,稍有不慎极易引发网络热议,因为"树欲静而风不止"。

在生活中的每一个角落,人们都能发现并感受到舆论压力,舆论压力本身并不是问题,如何应对它们才是问题。既然自己不可避免地要面对舆论压力,那就勇敢且有智慧地去应对它们。如今,如何应对网络舆情已成为维护单位安全和自身安全的重大课题,还事关单位凝聚力和向心力。人在遇到未曾经历的突发事件时,受其影响所产生的心理压力的反应表现有一定的规律可循,对压力的心理作用通过认知评价、人格特征、社会支持和应对方式影响人的身心健康。

1.认知评价

心理学家福克曼和拉扎鲁斯将个体对生活事件的认知评价过程分为两步:初级评价和次级评价。初级评价是个体在某一事件发生时,立即判断这个压力事件是否与自己有利害关系,对自己是否有威胁。如果判断没有关系、没有威胁,个体就没有压力,适应生活和工作。一旦得到有关系、有威胁的判断,就会进入次级评价,即自己是否有能力去应对、改变压力事件,这时同样有两种结果:如果能应对压力事件,个体就适应生活和工作,如果不能应对压力事件,个体就会不适应生活和工作,感到压力大,甚至造成身心病症,如高血压、胃溃疡等(见图1-4)。

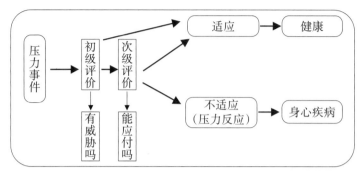

认知评价与压力

图1-4 压力事件的认知评价过程

2.人格特征

个体的人格特征在压力应对中起核心作用。人格是个人在适应环境的过程中所表现出来的系统的独特而稳定的生活方式,它受父辈遗传、生活环境、后天学习等因素影响。简单来说,人格就是一个人在为人处世的过程中表现出来的稳定的心理特征和行事风格。人格特征包括独特性、稳定性、统合性与功能性通过。通过20世纪及21世纪以来的研究,心理学家们发现了压力事件是通过人格特征影响人们的健康,如生活中开朗、乐观的人健康状态好、长寿,生活中悲观、负性思维的人容易生病。最有名的研究是A型、B型、C型人格与身心健康的关系(如表1-1),每种不同的人格特征对压力事件的反应速度、心理压力反应特点均是不同的。

表1-1 人格类型与身心健康关系

人格类型	A型	B型	C型
人格特征	有进取心、自信心 成就感强、容易紧张 过度竞争、攻击性强 无端的敌意 情绪易急躁 时间紧迫感强	抱负适度、与世无争 较松散、处世泰然 安宁松弛 合作顺从 节奏较慢 无时间紧迫感	无力应付生活压力 克制、谨小慎微 孤立无援 过分顺从 过分耐心 情绪压抑
压力特点	外泄过多,不安定,人际冲突多	易于接受现实,有较强满足感,冲突较少	惯于内泄,回避冲突,自我冲突多
易感疾病	冠心病、高血压、心脏病	/	癌症
人格易感性	易感人格	耐受人格	易感人格

3.社会支持

社会支持即亲人、同事、朋友等的支持,它在个体压力应对中起缓冲作用。社会支持是指一个人通过与社会联系所获得的能减轻心理压力、缓解紧张状态、提高社会适应能力的心理资源,可以是个体在压力应对过程中各种物质性或策略性的帮助,以解决问题为取向的工具性支持;还可以是个体在压力应对过程中以针对情绪变化的应对为取向,对情绪失调者的恢复具有重要作用的情绪性支持。亲子关系、家庭、单位、亲密关系、婚姻、朋友、社团等都是重要的社会支持。研究表明,良好的社会支持有利于身心健康,可对压力状态下的个体提供保护,对压力起缓冲作用,对维持一般的良好情绪体验具有重要意义。社会支持分客观支持与主观支持,客观支持指一个人与社会所发生的实际的联系和支持程度;主观支持指个体体验到在社会中被尊重、被支持、被理解和满意的程度。

4.应对方式

应对方式又称应对策略,是个体在压力中选择如何处理压力情境、保持心理平衡的一种手段。每一个人在面对压力事件时,都很自然地会选择"趋利避害",尽量减轻或避免压力,适应环境,而每一个人面对压力时所采用的方法和策略都带有个人的特点。应对方式从指向上分为问题关注应对、情绪关注应对和意义关注应对三种,这三种应对策略都能缓解压力,要根据不同的情境和环境决定,但推荐使用问题关注应对、意义关注应对这两种方式。应对方式从作用上分为积极应对和消极应对两类,这两类都能缓解压力。要想把压力变成动力,就应该选择积极应对。面对舆论压力,干部要提升自己的网络素养(积极应对),掌握"主流媒体舆论场"(问题关注),主动积极引导"民间舆论场"(积极应对),选择更有利于自己的网络舆论(意义关注)。

压力是一把双刃剑,它既有害,也会给我们带来一些"福利"。斯坦福大学心理学家麦格尼格尔教授从生物学及心理学的角度,谈到了压力的好处:压力来临是提醒你警觉、做好应对挑战的身心准备。不仅如此,压力的能量还能点燃大脑,肾上腺素会唤醒感觉,这时我们的瞳孔放大可以接收更多的光,听力也会变得更加敏锐;大脑会更快地分析感知到的事物,更不容易分心,让我们去关心那些重要的事项,迅速集中注意力,获取周遭更多的有价值的信息。压力是动力、是助力,是信号员和导航员,压力可以帮助我们寻找到合适的方法学习和成长,积极主动地向更多人求助,以获得社会支持。

心理应对

大数据时代,网络传播迅速、开放、透明和平等性等特点对干部的传统思维和行为方式产生了巨大的冲击。这同时也提醒干部要提升网络素养,改变传统的行政思维方法,积极主动地认识网络、接触网络、融入网络并做到善于引导网络舆论;遭遇舆论压力时,要改变工作方式,掌控话语权,积极调整心态,避免心理和行为失衡。下面从舆论压力与心理健康的角度给大家推荐三种应对策略。

1.“ABC”情绪管理技术

美国心理学家埃利斯提出情绪 ABC 理论:A 表示诱发性事件;B 表示个体针对此诱发性事件产生的一些信念,即对这件事情的一些看法、解释与评价;C 表示自己产生的情绪和行为。在压力事件(A)与心理行为反应(C)之间有一个空间,人们可以通过改变自己的认知评价选择自己的反应。压力反应的产生(C)源于信念(B),我们可以通过改变原有的认知(B),建立新的情绪认知,从而改变自己的情绪和行为(C)。当我们意识到长时间受到消极情绪困扰时,可采用情绪 ABC 自我监测表(见表 1-2)记录自己的情绪或行为,如发生了什么事件、自己当时的想法是什么,从而去观察我们最常出现的想法是什么。我们可以通过日常记录觉察或思考有没有什么类似的人或事较容易让自己产生类似的消极情绪。

表 1-2　情绪 ABC 自我监测表

时间	A:发生了什么事情或场景	B:当时的想法、念头	C:当时的情绪或行为
周一			
周二			
周三			
周四			
周五			
周六			
周日			

2."四热"心理防护技术

"四热"心理防护技术主要是指热水澡、热饭菜、热被窝和热情关怀。当我们遇到各种舆论压力,暂时无法缓解又没有更好的社会支持时,可以通过驱寒保暖,增强身心免疫力。一是热水澡。有研究表明:体温每下降1℃,免疫力会下降30%左右,每天免疫系统可能会漏掉近1500个癌细胞,任其疯狂繁殖;体温每上升1℃,免疫力就会提高5~6倍。德国弗莱堡大学的纽曼尼研究发现:每周选择两个下午洗热水澡可以缓和情绪,而且,这种改善是长久的,其效果与体育锻炼相似。二是热饭菜。肠胃是人体免疫系统的重要组成器官,肠胃出问题了就容易导致免疫力下降,所以想要增强免疫力就要保持肠胃健康。三是热被窝。最适宜的被窝温度为32℃~34℃,被窝温度如果过低,人体肌肉蜷缩,心理上也会紧缩,肢体不舒展就睡不好,且会消耗人体热能,还会刺激大脑皮层兴奋,推迟入睡时间。四是热情关怀。美国哈佛大学健康心理学家凯利教授及其团队对压力做了一系列的心理学实验,他们发现,人体有一套天然的舒缓压力的机制,而与人互动,就是激活它的一把钥匙。所以,如果你感受到的舆论压力依靠个人资源无法缓解,则可以热情地关怀别人或者告知自己信赖的人,主动寻求关怀。

3.合理宣泄放松技术

任何人一生中都可能会有不那么顺利的时候,困难与压力会让我们产生负性情绪,需要找到一个合适的宣泄途径。我们可以选择一些适合自己的科学合理的宣泄与放松方式:一是通过说一说合理宣泄、倾诉。通过与自己信任的人交流宣泄内心的情绪,从而减轻压力。遇到自己无法排解的重大压力事件或者痛苦时可以找个空旷的场所把自己的委屈痛苦喊出来,也可以找个无人的环境哭出来。哭是每个人自出生以来就具备的心理技能,能释放体内积聚的神经能量、排出体内毒素、调整机体平衡。还可寻求专业的心理咨询缓解压力。二是通过动一动合理宣泄。脑动、心动或者身动都会给人带来愉悦轻松的感受,我们可以选择适度的运动项目,如散步、跑步、打球、打太极拳、健身等缓解压力。三是培养对所从事工作的兴趣,在工作中寻找快乐,疏解压力。当我们完全沉浸在一项吸引自己的活动中时,自然会忘记一切烦恼,感觉、时间与意识都好像消失了,我们只是安详地、幸福酣畅地专注于自己熟悉和喜欢的工作。四是用与自己对话或者写作的方式宣泄自己的负性情绪,达到修身、维持身心的平衡和谐状态。

第二章　情绪与心理健康

内容简介

所谓情绪,是指人对外界客观事物的态度的体验,是人脑对外界客观事物与主体需要之间关系的反映。现代情绪理论把情绪分为快乐、愤怒、悲哀和恐惧这四种基本形式。情绪常和心情、性格、脾气、目的等因素互相作用,也受到荷尔蒙和神经递质影响。情绪管理是指通过研究个体和群体对自身情绪和他人情绪的认识、协调、引导、互动和控制,充分挖掘和培植个体和群体的情绪智商、培养驾驭情绪的能力,从而确保个体和群体保持良好的情绪状态,并由此产生良好的管理效果。管控好自己的情绪是一种能力、一种智慧和一种艺术。干部要了解自己的情绪,善于调节自己的情绪,成为管理自己情绪的专家。

情绪是干部心理健康的晴雨表,抑郁是干部情绪的聚光灯,焦虑是干部情绪的流感病毒,嫉妒是干部情绪的腐蚀剂,倦怠是干部情绪的安眠药。本章从干部的抑郁、焦虑、嫉妒、倦怠等四个方面来阐述干部的情绪与心理健康。

一、抑郁:羌笛何须怨杨柳,春风不度玉门关

❀ 心理叙事

正向思考的力量

黄B,女,年轻漂亮,身材高挑,走起路来自信从容,眼神和表情总是给人仪态万方的感觉。黄B虽说没有倾城倾国的容颜,但深谙职场规则与俘获人心的方法,加上唱歌、喝酒、演讲都是一把好手,很快便深得医院领导赏识。只是没有人知道,在她表面风光的背后,她其实非常自卑。她的母亲有很严重的重男轻女思想,她从小到大从没有得到过母亲的称赞,而父亲在她记忆中几乎没什么印象。她在大学期间有过两次恋情,但最后都无疾而终,参加工作后嫁给了一个超市电工,老公很爱她,不仅处处关心她,还几乎包揽了家里所有家务活。

几年过去,黄B当上了护士长;不久,她平步青云,很快又当上了医院书记。这升职的表面看起来好像挺容易,其实只有她自己才知道这过程有多艰辛与无奈。黄B把热情与动力都给了别人,每当自己一个人时,那种焦虑、自责、羞愧和孤独就会像潮水般涌现,让她忍受着巨大的压力,快乐的事情对她来说变得越来越稀罕。她很难集中精力,每天都过得非常疲惫。

久而久之,她心情十分沉重,开始有了自杀的想法,却无法找到一种解决的方法。与此同时,黄B老公对她长期加班和深更半夜才回家的行为表达了强烈的愤怒与不满,每天一见面就争吵,加上单位上工作推动的无力感压迫着她,使她对生活更加悲观、厌恶和疏离,想远离家人和朋友。黄B也不敢和任何人交谈内心中隐藏的事,她的身体开始持续出现不适,同时情绪越发低落,缺乏动力,对什么都提不起兴趣。

黄B曾试过用网上学到的心理调适方法进行自我安慰,告诉自己要坚强,但是这只能暂时减轻痛苦。无奈之余,她只好悄悄去精神心理专科医院检查,结果诊断出她患有中度抑郁症。

黄B意识到,她已经无法靠自己解决自己的心理问题了,她需要心理治疗,需要专业人士的帮助和支持。在医生的建议下,她开始服药并坚持每周一次去

做心理咨询。慢慢地,她开始面对和接受自己经历过的一切,逐渐学会了"正向思考"的技巧,并尝试积极地面对困难,重拾了对自己未来生活的信心。

❋ 心理解读

公安部专家、中国心理卫生协会学术委员会委员赵国秋从2007年开始一直在研究官员抑郁症的诱因。他认为,目前诱因很多,但压力是其中最根本的因素,包括对现状不满、工作压力大、遭遇不公平、个人升迁受挫、家庭压力、感情纠葛等。"贪污、受贿,担心被纪委查处,也是官员的一大压力源。"最好的办法是在悲剧发生前做到早预防、早发现、早治疗,千万不要等到因抑郁症严重出现悲剧后再来处理善后工作。干部要远离抑郁,就要做到正确识别抑郁情绪与抑郁症,从有无原因、持续时间、严重程度、发病规律等四个方面把握抑郁情绪与抑郁症的区别,从遗传因素、生理因素、心理社会因素等三个方面初步了解抑郁症病因。

1.识别抑郁情绪、抑郁症

抑郁情绪是人正常的一种负性情绪,当人们遇到精神压力、生活挫折、痛苦境遇、生老病死、天灾人祸等情况时,会产生委屈、悲伤、愤怒等抑郁情绪。

抑郁症是一种常见的心境障碍,核心症状是与处境不相称的心境低落和兴趣丧失。抑郁症临床体现为"三低"——情绪低落、兴趣减退、动力不足,且持续至少2周。患有抑郁症的人易产生悲观厌世的念头,甚至还有轻生的想法和行为。美国《精神疾病诊断与统计手册》第5版(DSM-5)是目前最主流的精神疾病诊断标准,国内主要以此为参照。

抑郁情绪不等于抑郁症,抑郁情绪和抑郁症主要有以下四个方面的区别。

(1)有无原因方面

抑郁情绪一般是事出有因,基于一定的客观事物;但抑郁症通常是无缘无故产生抑郁情绪,莫名地感觉情绪低落,对什么都提不起兴趣。

(2)持续时间方面

抑郁情绪通常时间较短,通过调节可以缓解;但抑郁症持续时间较长,可达两周甚至数月以上。抑郁情绪只要保持良好的心态,或者找个人聊聊天,顺其自然就可以自愈,但抑郁症需要专业心理咨询的介入,经过一段时间的治疗才可以治愈。

（3）严重程度方面

抑郁情绪的程度相对较轻，一般不会影响个体正常的工作、学习、生活；但抑郁症的程度较重，有生物学症状，比如饮食、作息紊乱，体重突然增减，出现各种疼痛等，严重影响个体社会功能的发挥，导致个体无法适应社会，更有甚者出现自杀的企图或行为。

（4）发病规律方面

抑郁情绪无明显节律性症状特征；但抑郁症有节律性症状特征，表现为晨重夜轻的变化规律。

2.抑郁症的病因

迄今为止，抑郁症的病因与发病机制还不明确，也无明显的体征和实验室指标异常，可能是生物学、心理社会因素中某个因素的原因，也可能是多个因素相互作用的结果。心理社会因素，即精神刺激可能起着诱发或促发作用，而生物学因素如神经递质和神经内分泌，可能在抑郁障碍的发病中起着十分重要的中介作用；很多躯体疾病，尤其是中枢神经系统疾病，以及某些特定物质，如成瘾物质、药物和有毒物质，也可能会引起抑郁症。

（1）遗传因素

大样本人群遗传流行病学调查显示，与抑郁症患者血缘关系愈近，患抑郁症概率越高。一级亲属患抑郁症的概率远高于其他亲属，这与遗传疾病的一般规律相符。

（2）生化因素

儿茶酚胺假说：主要指抑郁症的发生可能与大脑突触间隙神经递质5-羟色胺（5-HT）和去甲肾上腺素（NE）的浓度下降有关。由于很多抗抑郁剂，如选择性5-羟色胺再摄取抑制剂（SSRI）或者选择性5-羟色胺和去甲肾上腺素再摄取抑制剂（SNRI）等使用后，虽然大脑突触间隙这些神经递质的浓度很快升高，但抗抑郁的效果一般，还是需要2周左右才会起效，因此又有了5-HT和NE受体敏感性增高（超敏）的假说。

（3）心理社会因素

各种重大生活事件突然发生或长期持续存在，会引起强烈或者持久的不愉快的情感体验，导致抑郁症的产生。

✿ 心理应对

干部如果被确诊为抑郁症,也不要过于担心和害怕,目前已经有很多方法可以治愈抑郁症。出现了抑郁情绪更不用慌乱,抑郁情绪是每个人都会有的正常情绪反应,干部可以从正念训练、运动锻炼、热爱生活、心理暗示、旅行宣泄等五个方面防治抑郁情绪,从药物治疗、认知疗法、其他疗法等三个方面治疗抑郁症,从强化认识、控制欲望、建章立制、注重自助、及时干预等五个方面防治抑郁。

1.抑郁情绪的防治

(1)正念训练

我们在第一章已经讲过,正念是指有目的、有意识地在此时此刻注意和觉察当下的一切,但对当下的一切不做任何评判,只是单纯地觉察它、关注它。正念疗法被广泛应用于治疗和缓解焦虑、抑郁、强迫、冲动等情绪心理问题,在人格障碍、成瘾、饮食障碍、人际沟通、冲动控制等方面的治疗中也有大量应用。以正念为核心的心理疗法在国外较为流行,其疗效获得了从神经科学到临床心理方面的大量科学实证支持。有研究表明,坚持某些类型的正念训练对提升注意力、改善心血管系统问题、提升免疫力、缓解疼痛等方面都有助益。正念训练不是去消除抑郁症,而是鼓励抑郁症患者"撤退"到一个安全边际,以旁观者的身份、包容的视角与开放的态度接受当下的一切,并对此不做任何评判。可使用"我发现/我意识到/我觉察到/我领悟到/我感觉到……"等语言来描述自己的感受、情绪或者想法。

(2)运动锻炼

运动能有效缓解抑郁情绪,可以胜过其他药品、补品。美国一个心理研究中心通过研究发现,运动半小时以上时,大脑中神经递质(5-羟色胺、谷氨酸)的含量会明显增加。从生理学来说,神经递质水平的增加与平衡是情绪平稳的生物基础,这也正是临床心理治疗中药物使用的目的。跑步、游泳、快走、骑车、爬山等运动对抑郁情绪的防治效果更好,最好是室外运动,多与大自然接触。

(3)热爱生活

给自己每天的生活做一个合理安排,做事情,动起来,渐渐地自己的情绪就会被调动起来,坚持进行,生活也会给自己启发。从另外一个方面来说,当自己专注地投入一件身体力行的事情时,便没有太多精力胡思乱想,也会削弱自己对负面情绪的关注和体验;反之,就容易在自己的情绪里越陷越深。

(4)心理暗示

心理暗示的作用是巨大的,不但能影响人的心理与行为,还能影响人体的生理机能。消极的暗示能扰乱人的心理、行为以及人体的生理机能,而积极的暗示能起到增进和改善的作用。

(5)旅行宣泄

就当给自己放个假,换换环境。"宠辱不惊,闲看庭前花开花落;去留无意,漫随天外云卷云舒。"或群山峻岭,或大海江边,或空旷无人的地方,或对着天空,去大声呐喊,把所有的孤独、委屈、压抑、焦虑、悲观、绝望的情绪都通通地喊出去。虽然这不能从根本上解决问题,但也能达到一定程度的情绪宣泄。

2.抑郁症的治疗

(1)药物治疗

抑郁症往往有复发倾向,目前仍把三环类抗抑郁药(TCAS)作为治疗抑郁的一线药,第二代非典型抗抑郁药作为二线药,其次可考虑单胺氧化酶抑制剂(MAOIS)。请在专门医院精神科或心理科医生的指导下积极治疗。

(2)认知疗法

认知疗法是20世纪70年代发展起来的基于认知理论,以矫正非理性信念、发展适应性思维、促进建设性行为为目标的一种心理治疗方法。抑郁病人由于认知上存在偏差,无论对正、负事件都以消极的态度看待。治疗目的在于让来访者看到自己不合理的信念以及错误的思维模式,重新建构正确的认知观,从而主动自觉地纠正不合理的信念。其疗程为12周至15周,疗效与药物比较无明显差异,如结合使用,疗效可能更好,复发概率很低。

(3)其他疗法

①电休克疗法。这是一种快速而有效的治疗方法,用一定量的电流通过脑部,激发中枢神经系统放电,全身性肌肉有节奏地抽搐,它能使抑郁症状和抑郁情绪迅速得到缓解。通常电休克疗法进行完之后,常常还要继续进行心理治疗和药物治疗。

②替代性疗法。对于西医不能治疗的抑郁症,可以使用替代性疗法,包含

从饮食运动到生活方式等一系列手段,如针灸、意向引导、瑜伽、催眠、草药、按摩、放松疗法、香料按摩疗法、脊柱指压疗法、生物反馈疗法等。单独使用替代性疗法只能对轻度抑郁症起作用,对重度抑郁症效果并不明显。

③反射疗法。反射疗法是由实施者对患者手脚固定部位施加压力的一种技术。反射论者认为人体有自我修复功能,手脚中的神经和身体其他部位相联系。通过刺激手脚一定部位,就可以通过反射原理治疗疾病。

以上治疗方法请在专门医院精神科医生和心理科治疗师的指导下进行。

3.抑郁的防治

(1)强化认识,增强防治抑郁的意识

抑郁作为一个现实普遍存在,源于个体对自身心理状态缺乏觉察,不知道或不愿意承认自己因情绪资源透支过度而出现心理困扰。《健康中国行动(2019—2030年)》心理健康促进行动中明确提出要正确认识抑郁、焦虑等常见情绪问题。过去人们由于对心理健康的认识不足或不当,不同程度地存在"病耻感"和"病忧感",即觉得心理健康出问题是一种耻辱以及担心因为"心理有病"而不被信任或影响到未来的升迁。要加强心理健康知识的科普,引导干部正确认识抑郁情绪、抑郁状态和抑郁症的区别,正确看待有现实刺激和无现实刺激下心理状态波动的差异,增强干部根据情绪、睡眠、饮食等的变化,及时、准确地进行心理健康自我评估的意识和能力。

(2)控制欲望,远离抑郁病魔的负面影响

干部患抑郁症的人数呈现不断增长的趋势,其原因既在于他们工作压力的陡增,也在于欲望的膨胀。干部"抑欲",方能不"抑郁"。倘若干部不能有效控制欲望,反而整日沉浸在日进斗金的利欲、风花雪月的色欲和位极人臣的权欲之中,就会心理失衡甚至心性大变,抑郁病魔也就有了可乘之机。将心思都用在一心一意搞建设上,将能力都用到聚精会神谋发展上,多提公益、少讲私利,常怀公心、抑制私欲,不断释放正能量,有利于干部远离抑郁,平安健康地学习、工作和生活。

(3)建章立制,着力改善干部的心理工作环境

所谓心理工作环境,是指个体在工作中感受到的各种心理和社会因素的影响。①建立干部的岗位胜任力管理机制,开展针对性的教育培训,提升干部胜

任工作所需的知识、技能,增强干部对工作的胜任感。

②建立科学的政绩考核评价机制,包括容错机制,既体现对干部工作的高标准、严要求,又充分考虑干部工作的现实因素,确保考核的科学性,适当降低干部的被考核焦虑,尤其是降低因某些不可控因素的被考核及问责所唤起的持续性焦虑和无助感。

③建立干部交互支持与成长机制,促进干部之间的经验交流与工作传承。通过搭建平台和建立常态化的交流机制,帮助干部建立一个融经验交流、智慧碰撞、心理支持于一体的工作支持系统,在推动核心工作的关键时期,借助此机制为干部提供心理支撑。

④完善干部带薪休假和强制休假制度,确保干部能够通过休养及时释放情绪、舒缓压力,并且能够有时间陪伴家人和照顾家庭,降低因工作生活难以兼顾所导致的心理冲突。

(4)注重自助,提升干部防治抑郁的能力

社会尤其是单位应充分关注干部对心理调节的高私密性需求,以强化干部自我心理调节为重点,开展系统性的心理服务。

①为干部提供专业、实用的心理健康评估工具,尤其是情绪健康度评测、压力与个性关系评估等方面的心理评估,帮助干部提升自我认知和进行准确的自我评估。

②向干部传授抑郁、焦虑等常见心理行为问题的识别方法以及释放情绪、舒缓压力、改善睡眠等方面的心理调节方法,帮助干部在日常生活中及时化解心理困扰,降低心理风险。

③定制开发干部心理健康自助服务系统,满足干部在心理调节方面的个性化、私密性以及便捷度的需求,通过在线平台,为干部提供即时的实用心理调节服务,让干部在自主调节效果不佳时可以通过在线系统实现辅助调节。

(5)及时干预,建立干部的抑郁干预工作体系

干部抑郁自杀的悲剧之所以会发生,还有一个很重要的原因是心理危机干预机制的不健全。需要探索建立干部心理危机干预工作体系,进一步扩大心理咨询与心理危机干预工作的覆盖面,保证心理服务的专业性、保密性以及可获得性。建立健全专业化的心理危机干预队伍,组织开展心理疏导和心理干预,及时处理急性应激反应,识别高危人群,预防和减少极端行为的发生。

二、焦虑:移舟泊烟渚,日暮客愁新

❀ 心理叙事

把控焦虑,完美有度

刘C,男,大学教授、副校长,穿着很是讲究,是一个很有智慧和有才华的人,同时也是一个喜欢焦虑的人。他对工作和生活都有着几乎完美的要求,身高175厘米的他体重一直维持在65公斤千克,手提包里永远放着笔记本,以便临时记录想到的工作思路和心得感悟等。学校的任何一份材料他都要反复阅读和修改,细到每一个标点符号用得是否精准;物品摆设必须整齐划一,电脑桌前的笔必须有10支以上;地面有污渍时会蹲在地上用抹布或纸巾擦了又擦,皮鞋每天会擦得锃亮。他经常担心自己无法达到别人的期望,害怕失败、害怕别人瞧不起,所以经常纠结于自己的一言一行。

一次,他们学校承办了一个全国高校学术活动,全国各地有20多所知名大学的领导及专家参会,校长安排他在大会上进行汇报。刘C太希望把握机会展示自己的才华,心理压力立刻像火山一样喷发,他开始变得越来越烦躁和不安。他不断地问自己:"我能做到吗?我会失败吗?他们会如何看待我呢?我是最优秀和完美的人吗?"从此陷入无尽的焦虑之中。

大会的前一天晚上,他彻夜未眠。他困惑地想着该如何表现更能让自己大放光彩和得到大家的认可,但他的大脑却一片混乱。焦虑所带来的困扰,无情地消磨着他的自信心。第二天,刘C看着其他大学交流发言的领导侃侃而谈,见解独到,参会人员不时点头鼓掌,他更是焦虑不安,导致思绪混乱,无法思考,处在强烈的烦躁、郁闷、紧张、惊恐的状态之中,自己怎么上台、怎么汇报、怎么结束的,脑海中一片空白。

会后,刘C担心领导对他有看法,一直焦虑不安,甚至出现头痛失眠、多梦易醒的症状,身心极度疲倦,工作能力下降。他担心自己长期这样会严重影响工作和声望,加之校长也提醒他去医院看看,他便鼓起勇气主动去医院检查。通过几个月的药物和心理治疗后,他的重度焦虑得到明显好转。

在面对新的重大任务时,刘C虽然依然存在焦虑,但不至于影响工作和生活,焦虑也成为提醒他提前做好充分准备的信号,让他寻找更多资源帮助自己,继而从容不迫、高质量地完成工作。

心理解读

焦虑情绪与抑郁情绪有一定的区别,抑郁情绪更多是指向过去,而焦虑情绪通常指向未来。焦虑情绪与抑郁情绪又时常相随相伴,影响人的健康状态。干部要远离焦虑,避免极端事件的发生,可加强学习,正确识别焦虑情绪与焦虑症,把握两者的区别,从遗传因素、个性特点、认知过程、不良生活事件以及躯体疾病等四个方面初步了解焦虑症的病因,进一步认识升迁焦虑症、政绩焦虑症、"官心病"与"病耻感"。

1.识别焦虑情绪、焦虑症

所谓焦虑情绪,是指个体对自己或亲人的生命安全、前途命运及未来的不可控等方面过度担忧而产生的一种烦躁情绪,其中含有着急、挂念、忧愁、紧张、恐慌、不安等成分。它与危急情况、难以预测、难以应对的事件有关。如果时过境迁,焦虑就可能解除。它可能在人遭受挫折时出现,也可能没有明显的诱因而发生,即在缺乏充分客观根据的情况下出现某些情绪紊乱。焦虑总是与精神打击以及即将来临的、可能出现的威胁或危险相联系,让人主观上感到紧张、不愉快,甚至痛苦和难以自制,并伴有植物性神经系统功能失调。

所谓焦虑症,也叫焦虑性神经症,是以焦虑为主要特征的神经症,分为惊恐障碍和广泛性焦虑两种形式。具体表现为没有事实根据,也无明确客观对象和具体观念内容的提心吊胆和恐惧不安的心情,还有植物性神经症状(心悸、手抖、出汗、尿频等)和肌肉紧张,以及运动性不安。

焦虑情绪不等于焦虑症。焦虑情绪是个体正常的情绪,这是人的一种防御机制,能让机体处于更加觉醒和敏感的状态,以应对突如其来的危险。但如果焦虑状态超过了正常应承受的范围,或者强度过强,已经影响了正常的工作和生活,就要考虑是否到达了焦虑症,也就是疾病的状态。在焦虑状态时,往往不会影响个体的正常工作和生活,甚至有助于个体取得更好的成绩。但在焦虑症发作时,由于过分的紧张担心或者植物神经紊乱,个体会觉得身体不舒服,或者因精神活动异常而坐立不安。这些症状往往会导致患者无法正常地工作和生活。有些严重的焦虑症患者会因为坐立不安,难以忍受当前的痛苦,甚至产生消极行为和冲动伤人行为。综上所述,焦虑状态是机体的正常状态,也是防御状态。适度的焦虑对提高工作成绩有良好的作用,但焦虑症是精神疾病,如果发现自己患有焦虑症,需要及时就诊治疗,这两者在严重程度上有本质的区别。

2.焦虑症的病因

焦虑症的病因到现在为止还不太明确,可能与遗传因素、个性特点、认知过程、不良生活事件以及躯体疾病有关。

(1)遗传因素

家族中直系亲属有精神疾病者,其子女、子代患有精神障碍的概率会有所增加。

(2)个性特点

神经质人格即个性敏感,有完美主义倾向、自卑倾向或过度关心自身身体状况者,罹患焦虑症的风险会更大。

(3)认知过程

将模糊不确定的事件甚至良性的事件,解释为危机先兆或低估自身对消极事件的控制能力者,更容易紧张以及焦虑。

(4)不良生活事件以及躯体疾病

某些罕见情况下,患者的焦虑情绪可由躯体因素引发,如患有甲状腺功能亢进、肾上腺肿瘤等,可导致患者出现焦虑症状,严重者可引发焦虑症。

3.干部的升迁焦虑症、政绩焦虑症、"官心病"与"病耻感"

(1)升迁焦虑症

干部在职业生涯中追求升迁本无可厚非,这也是一种积极态度,但如果这种进取意识转化为焦虑情绪,甚至一味用职务升迁来规划自己的职业发展,乃至以升迁的速度衡量职场的成败,那么这种焦虑,体现的就是"官本位"思维了。任由"升迁焦虑"蔓延下去,不仅会影响干部的心态与作为,也容易在机关内部形成一种焦虑情绪和攀比氛围,甚至出现"不琢磨事、只琢磨人"的不良倾向。与其说它是一种心理失常,倒不如说,它是干部沉溺于权力、地位编织起的名利场,迷恋升迁陷阱难以自拔的体现。

（2）政绩焦虑症

罹患"政绩焦虑症"的干部，政治进取心出现了偏颇，手中的权力不是为造福百姓，心中的责任意识已经淡化，他们是以更高官位和更多个人利益作为用权的出发点和落脚点。在职务升迁上，面对贫困落后的发展环境，他们滋生浮躁情绪或消极思想，进而对创造出良好的政绩存在畏难之心，就会急功近利，产生"政绩冲动"，在一些重大问题的决策上，表现出盲目与"任性"；就会跟风攀比、沽名钓誉，只要能吸引眼球、占据媒体头条，弄出点儿"动静"，继而引起领导的重视，一年的工作也就有了一大政绩，以后有晋升机会才能轮到自己。其根源在于个别干部扭曲的权力观、错误的政绩观。

（3）"官心病"与"病耻感"

个别干部在长期应激状态下开始出现焦虑、抑郁等不同程度的心理问题，轻者影响生活质量和工作效率，重者甚至出现抑郁症等较为严重的心理疾患，更有甚者出现自杀行为。有媒体把在干部群体中出现的心理问题形象地称之为"官心病"。因为这个群体的心理问题有其特殊性，个别干部遇到心理困扰时更加羞于启齿，不知如何面对自己的脆弱面，害怕影响自己的成功者形象；担心因心理健康问题影响升迁，不敢让同事和上级知道，也不敢就医或向心理咨询师求助。最后，他们宁可藏着掖着，也不去接受专业的帮助，这种"病耻感"让他们陷入更加糟糕的心理困境。

✿ 心理应对

干部可以从体育锻炼、冥想训练、积极心理暗示等三个方面防治焦虑情绪，从西医治疗、中医治疗、心理治疗等三个方面治疗焦虑症，从而更进一步了解干部的八大焦虑及对策。

1.焦虑情绪的防治

（1）体育锻炼

每天坚持30分钟以上的有氧运动，可以极大地缓解焦虑情绪。运动可以让身体产生内啡肽，让产生焦虑、抑郁情绪的人得到快速放松。

（2）冥想训练

焦虑者可以在晚上睡前做15分钟以上的冥想（观察呼吸）。闭上眼睛，什么都不想,注意力集中,安静地、放松地、不加评判地专注在呼吸上。研究表明,冥想能够很好地放松植物神经,转换大脑思维,改变对事物的看法及情绪。坚持冥想,会让人内心变得安定,思维变得清晰,看待事物能更加客观、理性、积极,能更好地应对生活。

(3)积极心理暗示

有焦虑、抑郁情绪时,可以每天抽出一些时间,进行积极心理暗示,可以不加思考、反复地默念或朗诵《我要换个活法》:我放下过去的旧思想,当我害怕时,我不再去想;当我焦虑时,我不再去想;当我绝望时,我不再去想;当我有一切难过的想法和感受产生时,我都不再去想、不再去纠缠。我知道内心的安宁,无法靠头脑的"想"来获得,我只要保持平等心就行了,自然法则自会为我处理好一切。过去,我容易因别人的评价、外界的事情受到伤害;现在,我正在改变,因为我已明白,没有哪个人、哪件事、哪句话可以真正伤害我,只有我内在的批判心才会伤害到我。今天,我愿意学习宽恕别人的过错,也愿意学习宽恕自己的过错,我在这样做,我正在改变。宽容是我的胸怀,友好是我的善念,分享是我的快乐,我愿意在我未来的生活中,去不断地表达这些好的品质,因为这是我的快乐,我正在改变。我不再以自己的标准要求他人,我愿意学习允许和包容,我愿意尊重当下自己的方式,我也愿意尊重别人当下的方式,我正在改变。我感谢我的身体,我完全信任你,我的身体,你是智慧的、你是聪明的,无论在任何情况下,你都懂得保护好自己,谢谢你,我可爱的身体。(本练习摘选自李宏夫《战胜抑郁:走出抑郁症的30天自我康复训练》)

2.焦虑症的治疗

药物治疗对该病有明显疗效,但心理治疗有减轻焦虑的作用,一般应在药物控制焦虑的基础上适当配合心理治疗。

(1)西医治疗

西医治疗要在医生的指导下进行。

(2)中医治疗

中医提倡治疗与调理相结合,疏肝、益肾、健脾,宁心安神,调理气血,平衡阴阳;同时增强人体免疫力,改善人体生物节律,提高细胞活力。同时,中医主张依症施治、身心兼顾的调养原则,因此中医治疗不仅能够起到治病的效果,还能起到滋补身心的作用。干部一定要在医生的指导下进行,以防不利事件的发生。

(3)心理治疗

心理治疗可分为:集体心理治疗、小组心理治疗、个别心理治疗以及森田疗法。心理治疗由临床心理医生(心理咨询师)向病人系统讲解该病的医学知识,使病人对该病有充分了解,从而能分析自己的病因,并寻求对策,消除疑病心理等,减轻焦虑和烦恼,打破恶性循环。治疗师应讲解治疗方法,使患者主动配合,充分发挥治疗作用。个别心理治疗是在集体或小组治疗的基础上针对个别患者的具体情况进行心理辅导。森田疗法又叫禅疗法、根治的自然疗法,主要适用于强迫症、社交恐怖、广场恐怖、惊恐发作的治疗,另外对广泛性焦虑、疑病等神经症,还有抑郁症等也有疗效。其基本治疗原则就是"顺其自然,为所当为"。顺其自然就是接受自己的情绪,遵循和服从事物运行的客观法则,并在这一态度的指导下正视消极体验,接受各种症状的出现,把心思放在应该去做的事情上。为所当为是做好日常生活中应该做而且有能力做的事,去改变自己可以改变的,接受自己不能改变的。

三、嫉妒：无意苦争春，一任群芳妒

心理叙事

"叮叮当当"的嫉妒

有一个艺术家名声在外，连王子都慕名而来请他做雕像。王子要做的是自己骑马的铜雕像。艺术家接了活儿便没日没夜地忙起来。终于，雕像完成了，立在皇宫前面的广场上。王子带了几位大臣来观赏。雕像是那么美，王子看了忍不住对艺术家惊叹起来："你太伟大了，这尊雕像会使你更加出名。你把我雕得很完美。"王子身边的大臣们听了，对艺术家又妒又恨，想着用什么法子羞辱他一番。当然，他们不能挑王子雕像的缺点，因为王子已经说它很完美了。

终于，有个大臣站出来说道："请允许我说个不足之处，这匹马的头雕得太大了，跟整座雕像不协调。"另一个大臣马上接着说："马脖子的弯度不好，看着别扭。"第三个说："如果把马的后腿改进一下，马的姿势会更加好看。"

艺术家静静地听他们说完，转向王子说："大臣们找出了很多缺点，请您给我几天时间，让我把这些缺点改正吧。"王子同意了。艺术家在雕像的四周围起了屏风，说这样可以不受打扰地工作。人们只听到屏风里面不断响起"叮叮当当"的敲击声。几天后，响声停了，艺术家请王子和大臣们来看修改好的雕像。

看完后，大臣们终于满意了，纷纷说修改后果然比原来好多了。王子对艺术家说："谢谢你对雕像进行了修改。"艺术家微笑道："他们满意就好，但实际上，我根本没对雕像做任何修改。"王子惊讶道："那你每天'叮叮当当'地敲什么？"艺术家说："我在敲大臣们的嫉妒啊。他们说马的缺点，只是出于嫉妒，我想，我应该帮他们把嫉妒敲碎。"王子听了，大笑起来，而大臣们则灰溜溜地跑了。

心理解读

嫉妒对人的伤害非常大，它可能会损害身心健康，让人走入歧途，严重的甚至丢失性命。干部要远离嫉妒，正确识别嫉妒，可以从扭曲人格、意志消沉、贻误工作、伤人害己等四个方面把握嫉妒心理的危害。

1.识别嫉妒

所谓嫉妒,一般是指个人在意识到自己对某种利益的占有受到(潜在)威胁时产生的一种情绪体验,是自己想拥有的东西没有得到,别人却得到了时产生的强烈的不甘与怨恨的负性情绪感受。嫉妒心理总是与不满、怨恨、烦恼、恐惧等消极情绪联系在一起。嫉妒与羡慕不一样,羡慕是看到别人拥有的东西自己也想要拥有,表达一种渴望得到的心情。嫉妒是自己没有得到想要的东西,别人居然得到了而表达的一种强烈的恨意。有的干部对行业待遇悬殊产生的一些分配不合理现象产生嫉妒,滋生失落感,甚至认为"这年头是撑死胆大的,饿死胆小的""今天不为己,明天没人理""有捞不去捞,苦的是自己",禁不住私欲的膨胀和外界的诱惑,不惜以身试法。

2.干部嫉妒心理的危害

（1）投机钻营,扭曲人格

"木秀于林,风必摧之。"(李康《运命论》)嫉妒是良知的腐蚀剂,是理性的麻醉药;它一时能使高尚的人变得卑鄙,使宽宏的人变得偏狭,使偏狭的人变得刻毒,特别是涉及个人的"帽子、票子、房子、车子"等名誉和利益时,就会明显地表露出来,而且在短时间内迅猛增长。某些干部为了达到目的,不惜投机钻营,甚至不顾公德,丢掉人格,做出无耻、下流、令人嗤之以鼻的事情来。

（2）消极颓废,意志消沉

"古往今来只如此,牛山何必独沾衣。"(杜牧《九日齐山登高》)。某些干部看到他人有了成绩,便会与对方不投机、感情冷淡,总觉得超过他的人必然瞧不起自己,因而自惭形秽,失去信心,不求上进,只为获得一点儿可怜的心理满足,便苦思冥想地自我折磨着,从而变得自卑苦闷,一蹶不振,意志消沉,感到事业无望,成长进步无望。

（3）影响团结,贻误工作

"二人同心,其利断金。"(《周易·系辞上》)嫉妒别人者,事事处处总自我感觉良好,觉得自己比别人强。因此,他们时时处处都想占上风,倘若达不到目的,内心大有怨气,窝着火,于是就找岔子,唱对台戏,讽刺、挖苦对方,在工作中故意设置障碍,制造矛盾,拨弄是非,制造谣言,中伤诋毁,最终导致反目成仇,影响工作。

（4）违法犯罪，伤人害己

"悖入亦悖出，害人终害己。"（《增广贤文》）嫉妒心理易于一触即发，妒情十分偏激，发展迅猛，往往会一发而不可收，以致个体产生不当过激行为，甚至走上违法犯罪的道路。嫉妒心理，无论是对嫉妒者本人，还是对妒意所向的他人，其破坏性力量都相当强大。嫉妒是柄双刃剑，它可以按照你的意志去伤害别人，同时也可以不以你的意志为转移地反过来"报复"你自己。嫉妒者对嫉妒对象实施严厉的伤害，与此同时，嫉妒者也会因伤害别人而受到更严重的惩罚。

✿ 心理应对

干部可以从摒除"攀比嫉妒"病毒、克服"心浮气躁"心态、远离"本领恐慌"症、走出"亚健康"状态等五个方面摒弃嫉妒心理。要摒弃嫉妒心理，必须做到"六容"：容人之倔、容人之长、容人之短、容人之过、容人之功、容己之仇。

1.摒弃嫉妒心理，保持阳光心态

心态关乎状态，状态影响行为，行为决定作为。干部担负着繁重的工作任务，承载着厚重的希望重托，其心态如何，不仅关系到个人的成长进步，而且影响到一个地区、一个部门、一个单位的工作大局，进而影响到整个社会风气。干部只有努力锻造和始终保持阳光心态，才能避免产生嫉妒心理，才能把讲党性、重品行、做表率的要求更好地落到实处。

（1）摒除"攀比嫉妒"病毒，拓展崇高宽广的胸襟

对干部而言，攀比嫉妒会造成班子内部不和、同事关系紧张、破坏团结、影响稳定，有百害而无一利。有的干部看到别人工作比自己出色，看到别人被提拔重用，心理不平衡，心里不痛快，巴不得人家栽跟头、身败名裂，甚至诬告诽谤陷害；有的干部事事喜欢与别人比，比职务、比级别、比车子、比房子，甚至比出国、比"小蜜"，比来比去，总是不如意的时候多，因而怨气十足、垂头丧气。攀比嫉妒是心理上的硬伤，是蚕食美誉的蠹虫，不仅丝毫抹杀不了别人的成就，反而在不知不觉中颂扬了他人；不仅丝毫不能给自己增加任何好处，反而会损害身心健康。

作为干部，要远离攀比，学会珍惜；要远离嫉妒，学会赞赏；要胸怀宽广，坦

荡磊落;要善于欣赏他人,学会发现别人的长处,祝福别人的进步;要善于容人、容事、容言,善于与他人包括与自己意见不一致的人合作共事,不搞拉帮结派、阴谋诡计,让同事、同志间的和谐元素悄然生长,努力形成心齐风正、团结协作、和谐共进的浓厚氛围。干部要增加使命感、满足感和危机感,常看看那些工作上、生活上、婚姻上、身体上不如自己的人和事,知足感恩,多在提高素质、干好工作上比,少在职务高低、权力大小上比。斤斤计较于蜗牛角上、鼻子尖上的那点儿东西,这样的干部不会有大出息、大作为。

(2)克服"心浮气躁"心态,培育求真务实的硬作风

现代社会浮躁之风有所蔓延,对干部作风的影响和冲击不可低估。在个别干部中,关注结果的多了,关注过程的少了;关注提拔的多了,关注成长的少了;标新立异的多了,一张蓝图绘到底的少了;立竿见影出政绩花的心思多了,立足长远打基础花的心思少了。这些现象都成为损害干部形象,败坏党风政风,社会不良风气的助推器。

克服浮躁心态,一要稳心静心。一个人只有沉静下来,才能看出所有干扰清晰思考、蒙蔽真实感情、影响智慧判断以及阻碍自己找到答案的问题所在。心躁则暗,心静则明。干部工作再忙、应酬再多,也要努力每天让自己沉淀下来,使自己有段静心思考、反躬自省的时间。二要实事求是。干部要带头说老实话、办老实事、做老实人,身体力行,上不瞒下不欺,做到心态与表态、台上与台下、人前与人后的统一。想问题、做决策、办事情要坚持从实际出发,既尽力而为,又量力而行。多做抓基层、打基础、利长远的工作,实实在在,久久为功。三要知责思为。干部要立志做大事,不要立志做大官,切实把心思和精力用在干事创业上,为推进工作落实而倍感欣慰,为增进群众福祉而由衷高兴。

(3)远离"本领恐慌"症,树立终身学习的新理念

在学习型社会,干部若不注重学习,那么思想就会缺乏灵气,讲话就会缺乏底气,行动就会缺乏朝气,工作就会缺乏锐气。一事当前,站不高、看不远,说不清、道不明,抓不深、干不好,就会产生"本领恐慌"。干部不学习是致命的弱点,也是危险的起点。对于干部而言,职务和级别只是脚下的台阶,能力和水平才是真实的高度。提高能力和水平,最直接、最有效的途径就是学习。读书学习能帮助干部走出自我的狭隘,畅游历史的长河,触摸时代的脉搏,观照广阔的生

活,从而能够视通万里看得远,思接千载想得深。同时,读书学习能够涵养情趣、陶冶情操、健全品格、提升品位、洞悉事理,使生命的质量因之而蓬勃葱茏、气象万千。

干部要认真克服浅学、厌学、不学的不良风气,自觉把学习当成一种工作方式、一种生活态度来看待,作为一种追求、一种习惯来培养,使学习真正成为坚定信念之举、立身做人之本、提高素质之径、建功立业之基。

(4)走出"亚健康"状态,培养积极乐观的优良品质

世界卫生组织把健康定义为:人的一种在生理上、心理上和社会适应性上的完满状态。否则最多只能算作亚健康状态。成功学的创立者拿破仑·希尔提出"积极心态定律":一个人如果情商很高,心态积极,那他就成功了一半。

干部寻求心理平衡,就要想开点儿,把个人看轻一点儿,把名利看淡一点儿,把人生看透一点儿,得之淡然、失之泰然、顺其自然。有能力时,就做点儿大事;没能力时,就做点儿小事;有权力,就做点儿好事;没权力,就做点儿实事;有余钱,就做点儿善事;没有钱,就做点儿家务事;动得了,就多做点儿事;动不了,就回忆开心的事。我们肯定会做错事,但要尽量避免做傻事,坚决不做坏事。一个人改变不了环境,但可以改变自己;改变不了事实,但可以改变态度。只要精神不滑坡,办法总比困难多。干部要不断提高心理承受能力,培养直面挑战的意志品格和承受压力的心理素质,以对党、对人民、对事业、对人生高度负责的态度,不回避、不退缩、不气馁,勇往直前,打一仗进一步,开创人生新局面。

2.摒弃嫉妒心理,干部要做到"六容"

(1)要容人之倔

"海纳百川,有容乃大;壁立千仞,无欲则刚。"(林则徐《自题》)容人之倔,就是包容人的个性。由于人们的社会出身、经历、文化程度和思想修养各不相同,所以人的性格各异。因此从容人根本上来说,就是能够接纳各种不同性格的人,这不仅是一种道德修养,也是一门领导艺术。干部要容人之倔,才能善于团结不同个性的人共同协调工作,从而充分发挥个人的主动性、积极性和创造性,推动事业的不断发展壮大。

(2)要容人之长

"夫尺有所短,寸有所长;物有所不足;智有所不明;数有所不逮,神有所不

通。"(屈原《卜居》)要取人之长补己之短,才能相互促进,事业才能发展。汉朝开国皇帝刘邦在总结自己成功经验时讲过一段发人深省的话:"运筹帷幄之中,决胜于千里之外,吾不如子房;安国家,抚百姓,给饷银,不绝粮道,吾不如萧何;统百万之军,战必胜,攻必取,吾不如韩信。此三者,皆人杰也。吾能用之,所以取天下也!"善于用人之长,首先要容人之长。萧何月下追韩信,徐庶走马荐诸葛,这些容人之长的典故早已成为千古美谈。相反,有的干部嫉妒下属的长处,生怕下属超过自己,因而想方设法进行压制,其实这种做法是最不明智的。

(3)要容人之短

"大足以容众,德足以怀远。"(刘安《淮南子》)越是在一个方面有突出才能的人,往往在另一个方面的缺点也越明显。人的短处是客观存在的,容不得别人的短处势必难以成事。"金无足赤,人无完人。"从"鲍管分金"的故事中可以看到容人之短的高雅量:春秋时期,鲍叔牙与管仲合伙做生意,鲍叔牙本钱出得多,管仲出得少,但在分配时却总是管仲多要,鲍叔牙少要。鲍叔牙并没有觉得管仲贪财,而是认为管仲家里穷,多分点儿没关系。后来鲍叔牙还把管仲推荐给齐桓公,辅佐其成就霸业,管仲也因此成为著名的政治家。

(4)要容人之过

"人非圣贤,孰能无过?过而能改,善莫大焉。"(左丘明《左传》)容人之过不仅是一种美德,更是一种修养,也是一种幸福。人的一生总会遇到一些不幸,也会遇到一些困难,如果干部能容人之过,那么干部在遇到不幸和困难时,就不会变得孤单,就会有人与之一起承担,一起解决。楚庄王容人之过的故事告诫我们,在生活中也是一样,面对身边朋友的一些错误时,我们要有容得下别人过错的度量,要选择宽容对待,这样,才会给朋友留更多的面子,自己与朋友的友谊才能长长久久。干部在工作中也是一样,作为领导,面对自己的下属在工作中的一些失误,要适时地选择原谅,这样下属在工作中才更有激情,更有动力。不能下属一犯错,就遭到批评,甚至是辞退。这样,自己的下属会有挫败感,甚至是怀恨在心,便没有心思再去工作了。

(5)要容人之功

"功劳不可尽居,大名不可尽取,爵禄不可尽得。"(唐甄《潜书·审知》)在工作中,干部要正确对待功劳、苦劳、疲劳,做到有功劳的时候不伸手、有苦劳的时候不计较、有疲劳的时候不抱怨。作为干部,站位要高,格局要大,要注意抑制自己,显扬他人,在别人有功劳时,应该感到高兴,千万不要害怕别人的功劳大了对自己会构成威胁。要想到有功之人,对单位、对社会做出了贡献,其实也是领导的光荣。这样,群众就会视你为完全可以信赖的人,不仅会心悦诚服地拥戴你,而且会心甘情愿地为你效力。干部要牢固树立正确的权力观、地位观、利益观,不断提升思想境界,不断净化心灵,正确对待个人的进退流转,自觉服从组织安排,以平和、平稳、平淡的心态投身工作,成就事业,服务群众。干部还要学会如何消解别人的嫉妒心,在与人交往时,尤其在不如意者和不如自己的人面前,应采取谦虚谨慎的态度,少谈自己得意的事情,也不要夸大自己的成绩,有意识地暴露自己的一些不足和苦恼,可以避免他人心理失衡,也可以交到更多真诚的朋友。

(6)要容己之仇

"渡尽劫波兄弟在,相逢一笑泯恩仇。"(鲁迅《题三义塔》)这是容人的极致,是一种高尚的品德。齐桓公不计管仲一箭之仇,任用管仲为大夫,助其管理国政而成就霸业。魏徵曾劝李建成早日杀掉秦王李世民,后来李世民发动玄武门之变当了皇帝,不计前嫌,重用魏徵。魏徵为李世民出了不少治国安邦的良策,出现了贞观之治。因此,干部要想做一个能容人、识人、用人,富有远见卓识、高素质的现代领导者,就要超越古人,以容纳百川的胸怀,不断开拓新的事业领域,创造更加辉煌的业绩!

四、倦怠:黄师塔前江水东,春光懒困倚微风

❀ 心理叙事

忍冬唤醒春天

新年刚过,满城已是春意融融,不必说迎春花,就是桃花李花也东一处西一处亮鲜鲜地开了。招商局副局长郭D无精打采地拖着笨重的双腿迈进单位,本来是9:00上班,现在已经9:10了,办公室来了一半人不到,他们有的坐在沙发上刷着手机,有的在抽着烟,没有人进入工作状态,连办公桌上的不少尘土也处于休眠状态。

郭D在招商局工作了二十多年,担任副局长也有十多年了。说他没有能力和业绩吧,他也为本县拉来不少投资商,每年都能够超额完成上级规定的任务。说他有能力和业绩吧,奇怪的是,凡他拉来的投资商都做不长久,企业公司总是不顺利,干不了两年就欠银行和职工不少钱申请破产。郭D为此头疼不已,对自我的评价开始降低,感受不到自己的价值感和职业成就感,经常感到沮丧、无助和无望,工作的主动性和热情逐渐减退,得过且过。一些后遗症大大影响了县里财政收入和经济发展,县领导也多次找他谈话希望有所改观。郭D分管的几个科室干部经常是以"忙而不动、隐匿信息、转移视线、找替罪羊"等方式应对工作。他自己也不想上班,不想去面对无法增加业绩的工作检查,不想看到没有希望的明天,他完全失去了工作的激情。"懒政""躺平"成了他的生存策略。

郭D抬头望向窗边,那忍冬开了小花,开得如小星星,似乎春的神采就在这忍冬的小花上,春的动力也在翅膀摇动的风中……

郭D突然想到自己还有几年工作就满三十年了,想到家中退休后的父亲还在坚持写小说,想到自己在父亲笔下的角色体现,想到忍冬花的生命力与娇艳,他不甘心自己演绎的故事就这样落下帷幕。想到这里,他的内心突然涌动起一股不一样的情愫与激情,于是打开电脑快速写起一个新的工作方案来。

❀ 心理解读

干部要克服倦怠,能正确识别职业倦怠,从高标准与严要求的刚性"挤压"、物质利益上的"失落"、"天花板"阻隔与"旋转门"缺失等三个方面掌握干部"职业倦怠症"的诱因,进一步从会使作风劣化、会使工作打折扣、会使信任缺失等三个方面了解干部"职业倦怠症"的危害。

1.正确识别职业倦怠

"职业倦怠"概念是由美国临床心理学家费鲁顿伯格在1974年首次提出,美国学者玛勒诗等人在此概念基础上归纳出职业倦怠的三个核心成分:情绪衰竭、去个性化和低个人成就感。"职业倦怠症"又称"职业枯竭症",它是一种由于长期从事某类重复的工作所引发的情感、精神与体能上入不敷出、身心俱疲的感觉,也就是所谓的"心累"。不断重复的工作内容、较大的工作压力以及长时间难以解决的个人晋升、心理焦虑等问题,容易让人对工作产生厌倦、烦躁之感。

"三十功名尘与土,八千里路云和月。莫等闲、白了少年头,空悲切。"(岳飞《满江红·写怀》)干部群体是重要的特殊职业群体,也会有职业倦怠,但往往被忽视甚至被误解。干部群体在政治定位上是执政团队和"人民公仆",组织对干部的要求是严格的,群众对干部的期待也是很高的,多数干部对自己也是高要求、高标准。人们多从党和国家事业的角度,而较少从"职业"的角度对待干部和他们的工作。党员干部干的是党和国家的事业,但对每一个具体人来说,所从事的工作也是职业,职业的倦怠感对干部来说也是难免的、有害的,应引起足够重视。

2.干部"职业倦怠症"的诱因

(1)高标准与严要求的刚性"挤压"

政治上的要求、业绩的要求、纪律上的要求等都是每个干部的行为规范,这些要求都是他们身边的"高压线",他们干的是"高危行业",干部的压力是独特的,不容易缓解。精神长期处于紧张状态,是极易引起心理疲劳的。

(2)物质利益上的"失落"

社会一贯强调干部要有奉献精神,要耐得住清贫。广大干部特别是基层干部的物质待遇与工作责任、工作量比,并不太高,经济压力又会转化为精神压力,使其职业倦怠感增强。仅靠思想政治教育去解决是比较困难的,效果也不好。这种情况不仅仅会引发干部职业倦怠的问题,也会导致"寻租"行为的发生。

(3)"天花板"阻隔与"旋转门"缺失

一方面,晋升是对干部工作的充分肯定,是组织的信任和事业的需要,但能够得到晋升的机会非常稀缺,因为要优中选优,上升的通道比较狭窄。很多干部的晋升期望较高,但有时,个别基层地区的干部职业发展到了一定"高度"就到"天花板"了,自我能力和抱负不能在新的平台上得到进一步展示。另外,在现实生活中,晋升的标准有时因局部政治生态的现实状况而具有不确定性,也会使有的干部感到灰心。另一方面,国家在很多方面还没有完全形成制度性的"旋转门"。能上能下、能出能进的制度通道和文化认知还没有建立起来,干部的"转身"比较困难,选择其他职业的平台和机会不多。在"天花板"和"旋转门"面前,干部的职业倦怠比较容易被激发。

3.干部"职业倦怠症"的危害

(1)会使作风劣化

有研究强调不要把干部的职业倦怠等同于工作作风,但职业倦怠如果不能及时得到化解,良好的工作作风就会逐渐变质。在一般职业领域里,倦怠感有很多通道可以疏解。干部的职业倦怠一般是比较隐秘的,因为一般情况下,人们无法理解干部身上也会发生这种问题。久而久之,其情绪上的懈怠就会发展为工作上的懈怠,消极对人、对事,工作作风就会变差,轻则"混日子",重则衍生出其他为党纪国法所不容的问题。

(2)会使工作打折扣

干部的职业倦怠得不到消解的另一危害是工作质量的降低。除了工作量不饱满外,最主要的是不负责地开展工作。一个突出表现是,个别重要岗位的干部把自己变成了"传声筒""二传手",上级要干什么,就传导给下级,自己不主动、不负责。如果下级应付不了这种局面,就只能以形式主义对待形式主义,最后损害的是人民的利益,影响的是党和国家的事业。导致这种情况的原因是复杂多样的,但作为个体行为,个人的职业倦怠也是一个重要因素。

(3)会使信任缺失

民心是最大的政治。全心全意为人民服务是对各级干部工作的根本要求,为人民服务是不能有倦怠的。之所以更多地强调干部干的是事业,核心出发点是干部是为人民服务的。干部的职业倦怠,会带来工作上的懈怠,消解自己对事业的认同,事业心会降低,言行难免偏离根本宗旨的要求。如果职业倦怠得不到及时调整,干部群体的形象就会受到损害,民众的不信任感就会增强,长期下去,民心就会离散。

心理应对

干部可以从正视倦怠、及时倾诉、自我调整、锻炼放松、精油调节等五个方面防治倦怠。

1.正视倦怠

客观认识干部的"职业倦怠症",从根本上消除干部"职业倦怠症"产生的土壤。要充分关注干部群体的职业倦怠问题,并采取有效办法动态解决。因为这种现象是客观的、会长期存在的,要从根本上、从政治层面消除干部"职业倦怠症"产生的土壤。中国新闻网2022年8月2日报道:一些地区评选"躺平型"干部的新闻引发热议。从评选的标准来看,"躺平干部"大都特指那些存在不作为、慢作为,或者不实干、不担当问题,职业倦怠突出的干部。例如,江苏滨海认定的"躺平者"包括在岗不在位、出工不出力、玩心较重、贪图安逸,暮气沉沉、"佛系"心态等。专家表示,治理干部作风,相比于评选反面典型进行一时震慑,更重要的工作是完善干部考核评价机制,夯实长效监督。

(1)要客观认识和对待这一现象

"世事一场大梦,人生几度秋凉?"(苏轼《西江月·世事一场大梦》)职业倦怠是普遍存在的心理现象,会发生在任何人身上。所以,干部出现这类问题时,既不要夸大其词,也不要"上纲上线"。这种现象的产生是常态化的,也是可控的,要避免误读,不能把作风问题和职业倦怠问题混为一谈。从政治观念上看,不能抽象教条地理解"干部是特殊材料做成的"这一观念,理想信念的高要求和个人生活的现实性并不矛盾。在工作生活的压力下,干部出现疲劳感、倦怠感是正常的,我们要宽容,不能"一棍子打死"。

(2)要努力构建良好的政治生态

"先天下之忧而忧,后天下之乐而乐。"(范仲淹《岳阳楼记》)政治生态是党风、政风、社会风气的综合反映,影响着干部的价值取向和从政行为,良好的政治生态是治疗干部"职业倦怠症"的灵丹妙药。营造良好的从政环境和政治生态,每个干部都应带头依法用权、秉公用权、廉洁用权,坚持"三严三实"。要坚守正道、弘扬正气,坚持以信念、人格、实干立身;要襟怀坦白、光明磊落,对上对下讲真话、实话;要坚持原则、恪守规矩,严格按党纪国法办事;要严肃纲纪、疾恶如仇,对一切不正之风敢于亮剑;要艰苦奋斗、清正廉洁,正确行使权力,在各种诱惑面前经得起考验。总之,凡是要求全体党员做到的,干部必须首先做到;凡是党的制度、纪律、规矩明确规定的,干部必须带头执行。领导作风不民主,干部提任有瑕疵,都会助推干部职业倦怠的产生和强化。

(3)注重刚性制度管理与人文关怀相结合

"欲济无舟楫,端居耻圣明。"(孟浩然《望洞庭湖赠张丞相》)事业的要求和党性的要求是刚性的,对干部的管理必须严格。但要注意在严管的同时,要充分关注干部特别是基层干部的待遇问题,让干部把身心真正投入工作中而无后顾之忧。理想信念是总开关,但也要考虑在不同地区不同条件下干部的生活负担问题,能够解决的还是要想办法解决。"只让马干活不让马吃草",不是实事求是的态度。关爱干部,不仅要注重其政治强、业务精和好作风的养成,还要看到社会生活的变化和干部事业发展的阶段性,把对干部艰苦奋斗的要求与改善生活结合起来,而不是对立起来。

2.及时倾诉

"青青子衿,悠悠我心。"(《诗经·郑风·子衿》)干部在受到压力威胁而产生倦怠情绪时,不妨与家人或亲友同事一起讨论目前压力的情境,把自己的心理症结点说出来,不要闷在心中,在家人、亲友等的帮助下确立更现实的目标,以及对压力的情境进行重新审视。需要某些实际的帮助时,不妨求助于上级领导或者同事。另外,干部的一些消极情感如愤怒、恐惧、挫折等也应及时倾吐,以得到某种发泄,这对舒缓压力和紧张的情绪是非常必要的。

3.自我调节

"知我者,谓我心忧;不知我者,谓我何求。"(《诗经·王风·黍离》)干部要学会转换思维方式,重新审视自己的工作,沉下心来发现可创新、可改进、可完善的环节,力求在原本熟悉的领域做出更新、更好的成绩;条件允许的情况下,要勇于走出"舒适区",通过调整工作岗位,到基层一线、到人民群众中去,到更具挑战性、更加"吃劲"的岗位上去;提高自我抗压能力,正视工作中的失败与挫折。

4.锻炼放松

"行到水穷处,坐看云起时。"(王维《终南别业》)干部要注意劳逸结合,保证有足够的睡眠、锻炼和放松时间,将闲暇和各种娱乐活动作为工作的必要补充。进行适度的、有节奏的锻炼,持续5~30分钟,就能够缓解倦怠,换来舒畅而平稳的心情。如果长期坚持下去,能够有效地降低倦怠和抑郁感。干部可以适当地休假,缓解精神压力,让身心恢复,也可借此机会思考然后再重新出发。

5.精油调节

"神龟虽寿,犹有竟时。"(曹操《步出夏门行·龟虽寿》)精油可以帮助人类消除疲劳,而不是压抑疲倦、倦怠的感觉。使用罗勒、天竺葵、肉豆蔻、迷迭香、百里香、马郁兰、松树等单一精油,或混合2~3种精油进行按摩,可以抚慰身体、洗涤心灵,让人重新获得能量。用6滴天竺葵、迷迭香、百里香或马郁兰精油进行芳香泡澡,可以振奋精神。除了单一精油植物,也可以改用复方精油:2滴丁香精油+2滴肉豆蔻精油+4滴其他类精油即可。上述精油都能减轻干部生理上的疲倦,而迷迭香和罗勒还可以有效地减轻精神劳累。

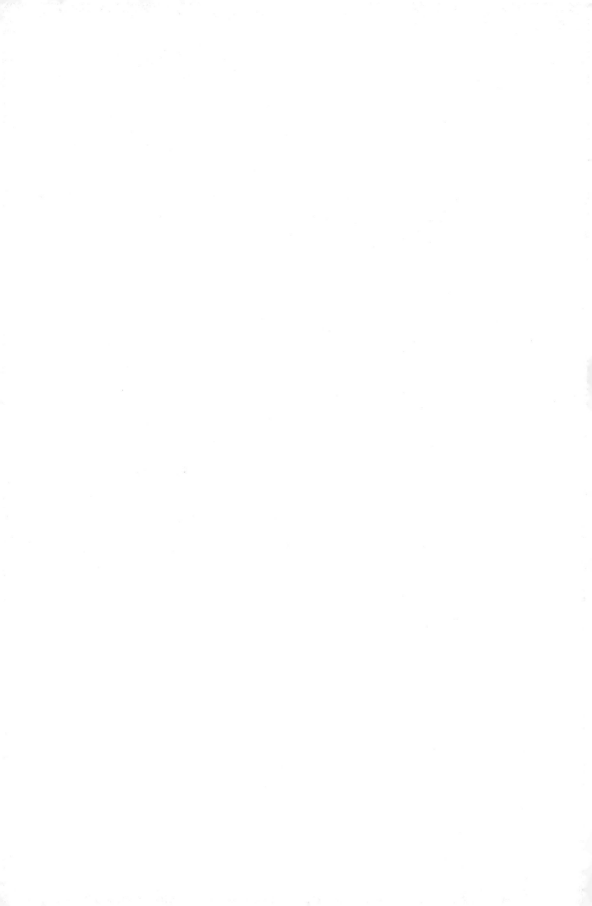

第三章　人际与心理健康

内容简介

"世事洞明皆学问,人情练达即文章。"人际关系是一个人心理素质水平的集中体现,也是衡量心理健康水平的重要标志之一。

相对于一般人,干部的社会角色更特殊、更丰富,接触的人际关系也更复杂,对上对下对同级,对亲对友对组织,对内对外对自己……面对纷繁复杂的人际关系,有的干部游刃有余,善于化解矛盾,协调关系,整合共同利益与个人利益,保证组织领导工作的顺畅通达。而有的干部或与上级有心理间隙,或与下级有矛盾冲突,或与班子成员相互猜忌,或与亲朋好友疏远隔离,难以感受到人际联结与支持,严重者甚至出现焦虑、抑郁、苦闷、孤独等不良心理。

良好的人际关系是干部走向事业成功的催化剂,也是干部维护心理健康的重要资源。愿干部们都能高度重视人际关系对自己身心的影响,提升自己的人际沟通能力,处好关系,干好工作,身心健康,幸福生活。

一、上下级关系：高山仰止语亦奇，率众与共同安危

⬡ 心理叙事

被抵制的"推门课"

光明小学地处偏远，教师队伍精气神不足，业务素质相对其他学校整体偏弱，在区教育教学质量监测中常常处于落后位置。区教委调整了学校的领导班子，只保留了分管德育的刘副校长。

新学期，王校长走马上任，他原来所在学校的教导处陈主任也到该校任副校长，老师们私下讨论，陈副校长是王校长保举、带来的心腹。

第二周行政会上，陈副校长提出：要提高教学质量，必须狠抓教学常规，尤其是加强对课堂教学的检查。建议借鉴其他学校做法——"突击听课"，并将听课后的评价和绩效工资挂钩，以此促进教师认真钻研教材、认真准备教学。对此，刘副校长表示，这种做法不太妥当，的确有学校在这样做，但教师对此很有意见，建议先征求教师的意见再决定是否实施。

听完两位副校长的建议后，王校长表态：两位副校长说得都有道理，但是，教师们懒散已久，责任心不强，如征求意见，教师们肯定不会愿意，学校反倒不好实施，干脆先实施后再说。并再三强调，从明天开始，所有行政会成员分组随机推门听课，一律不许事先与教师打招呼，不要走漏风声。说完，还特别看了看刘副校长和有不同意见的两名中层干部。

第二天，根据分工，校长、主任们开始了不打招呼地推门听课……确实发现了不少问题。

当天下午，领导班子对听课情况进行了汇总小结，决定明天继续不打招呼，突然袭击，摸清真实情况。岂料，当领导们进入班级后，这位教师说："我这节课刚好是让学生做试卷，没什么好听的。"那位老师说："我这节课是让学生背书、自己整理复习。"……总之，教师们就是不愿让领导听不打招呼的"推门课"。与此同时，王校长和带来的心腹陈副校长"沆瀣一气"，不顾刘副校长反对，故意为难教师的流言也在教职工之间传开了。

耳闻目睹了教师明里暗里的软抵制行动,感受到来自教师的强烈不满情绪,王校长和陈副校长压力倍增,左右为难,这被抵制的"推门课"还要继续强硬地听下去吗? 他们该怎么办呢?

（根据吴志宏主编《教育管理学》案例改写）

🪷 心理解读

"新官上任三把火",王校长精心策划和实施的听"推门课"遭遇教师们的抵制,究其原因,主要有如下三点。

1.缺乏尊重和信任,导致"推门课"被抵制

组织心理学里有一种"经济人假设"的人性观念,强调人由经济诱因引发工作动机,并为谋求最大经济利益而工作。该人性观念所对应的管理理论强调:管理的重点以工作和任务管理为中心;管理的职能以监督和控制为主;管理的方式是外部的奖惩和激励,主张"胡萝卜加大棒";领导与管理的特征是专制集权的方式。

光明小学实施"推门课"的心理依据的内核是"经济人假设"理念,其对教师的基本估计和假设是教师为经济利益工作,在没有监控的情况下不会认真教育教学。因此,在管理方式上对全体教师都采取不打招呼的突然袭击式听课,并将结果与奖励性绩效挂钩,指望借助外部奖惩来进行管理,这种做法更多关注了教师的责任和组织的有效性,忽略了教师工作是否称心、工作环境是否满意、工作本身是否能体现教师自身价值等,这种忽略人的内心感受、不尊重人的做法自然会引发大多数教师的反感和抵触情绪。

王校长需要进一步认识到尊重教师、信任教师对决策的重要意义,对教师采取信任、尊重和支持的态度,体现人本关怀,激发教师的内在动力。

2.急于求成,导致决策时考虑不周

光明小学长期处于教育教学质量考评末尾,区教委调整干部班子,王校长可谓受命于危难之际。为了不辜负上级领导的信任,自然希望能尽快提升教育教学质量,改变学校的落后面貌。"新官上任三把火"正是对这类干部工作表现的高度概括。

然而,正是这种新官上任、急于求成的心理,导致王校长在没有经过充分的调研,没有征求教师的意见,没有对教师进行政策宣传的情况下,不顾下属的反对意见和合理建议,借助校长权威,匆匆做出决定,并迅速采取了行动。

事实上,听"推门课"制度也有其合理性,它不是针对某一位教师的行为,听课目的也不是为了拿捏过错,吹毛求疵,惩罚教师,而是为了了解教师教学的真实情况,发现教师在教学中存在的问题,帮助教师改正不足,从而提高教师的教学能力。王校长完全可以在全校大会上宣布将要实施听"推门课"制度及实施目的,并具体规定听课的规则,如提前三分钟进入课堂,避免中途闯入;课后听课人员和教师认真交流,提出合理的改进建议等,引导教师正确认识该制度,缓解抵触情绪。

3.班子内部分歧外泄,教师抵制行为被助长

王校长和陈副校长在光明小学原领导班子整体调整的背景下空降到该校,根基尚浅,在教职工心中的威与信都不足;与原班子成员刘副校长、中层干部相处时日不多,彼此疏离,信任关系还有待进一步建立。

陈副校长提出听"推门课"制度,尽管刘副校长不赞成,但王校长坚决支持,强力推进。这也许会给与会人员留下一种印象:王陈一体,刘受打压。尽管这个印象不是客观事实,只是被人加工后的心理事实,但刘副校长和中层干部中可能有人会有意无意间透露出类似信息,王陈强行推进,刘副校反对无效;"外来领导"打压"土著人员"等消极小道消息的流传,强化了教师的不满,助长了教师的抵制行为。

对此,王校长也无须一查到底,追踪小道消息来源,可将了解到的情况在行政会上提及,并强调会议纪律。然后,平心静气,静待时日,用自己的权力影响力和非权力影响力,用思想、用行动、用关怀与成绩,赢得教师的信任和拥戴。

❈ 心理应对

类似听"推门课"事件基于"经济人假设"的管理方式在干部的管理工作中并不少见。这种片面强调外部管理、忽略激发人的内部动机的管理方式,存在着激化人际矛盾的风险,干部应高度重视,及时觉察、调整,妥善处理好与上下级之间的关系。

1.与下级部属相处

（1）充分信任

心理学定义的"信任"是个体对他人话语、承诺、行为等可信赖的整体期望。它是一种稳定的信念，维系着社会共享价值和稳定。信任，是人际关系、组织管理中最宝贵的资源。

古人云"士为知己者死"，心理学讲"投射""认同"。所谓"投射"是指个体依据其需要、情绪的主观指向，将自己的特征转移到他人身上的现象。通俗点儿讲就是干部看到的是什么，其实很大程度上反映出他自己内心中是怎么想的。"我见青山多妩媚，料青山、见我应如是"，以及《庄子与惠子游于濠梁之上》的故事，就是投射的例子。干部信任与认可下属，下属也会同样接纳认可干部。所以，当下级感受到来自领导的充分信任，获得心理上的满足与平衡后，大多会以领导为"知己"，并以言语、行动来认同并回应这份信任，激发自己干好工作的积极性、主动性和创造性，上下级关系也会更加和谐。

干部应充分信任下级部属，发自内心地相信他们都有积极上进的愿望，都有自我革新的能力，将其视为蒙尘的明珠、待琢的璞玉，对他们的成长怀有足够的期待和耐心，为其创造机会、搭建平台、提供助力。

（2）人文关怀

干部要摒弃"经济人假设"，关注下级部属的心理需要，给予人文关怀。干部不仅要在政治上关心、工作上支持，还要在精神上充实、生活上爱护。尤其是对存在个性缺点、能力欠缺的下属，能设身处地理解他们的难处和苦衷，从团结的愿望出发，多热情帮助、耐心引导，忌讽刺挖苦、粗暴训斥，以防止他们在自尊心受损后自暴自弃，与干部形成对立对抗的人际关系。

（3）用其所长

世界上没有完美的领导，也没有完美的下属，但有了解下属特长、用其所长的领导，有特长得以发挥、自我价值得以实现、工作舒心的下属，以及由此形成的和谐的上下级人际关系。

干部可充分了解自己下属的性格特点、专长兴趣，并合理使用。如果干部一味片面强调组织需要（很多时候被下属识别为领导个人需要），强迫下属干其不愿干的工作，做不利于发挥其才能的工作，下属就会感到憋屈，就会觉得自己不被理解,被领导针对性或报复性地安排了工作,就会造成上下级关系紧张。反之,如果下属的成长需要能被看见、特长得到施展、付出得到承认、贡献得到肯定,则自然乐意接受领导,上下级关系自然融洽。

(4)身正为范

"其身正,不令而行;其身不正,虽令不从。"(《论语·子路》)干部自身为人正直真诚,处理事情公平合理,才能赢得下级的尊重信任。干部可主动加强沟通,与下级交心谈心,拉近彼此的距离,建立感情,培养共同语言。当下级提出反对意见或闹情绪时,干部要放平心态,不独断专行也不人云亦云,能听取不同声音、积极解释沟通、采纳合理建议、整体把控全局,既不搞"一言堂",也不被下级牵着鼻子走。

2.与上级领导相处

(1)尊重上级

人的行为只有与自己的角色地位相符合,才能与其他社会角色保持正常的和谐关系。当干部与比自己职位更高的干部相处时,尊重可作为第一原则。

将心比心,如同干部自己希望得到下属的尊重一样,更高职位的上级领导同样希望能得到下属的认同、拥戴,尤其是那些刚刚被提拔成领导的年轻干部,他们可能更在意下属对自己的态度。因此,在他们面前,切忌讲资历、傲资格,干部需摆正位置,以尊重为先,满足他们的自尊心、增强他们的自信心,形成新的良性的上下级关系。

尊重上级,还意味着能明确自己的角色身份、职责权限,对于应由更高职位的上级干部决定之事,不可不经请示就自作主张,越权办事这种侵犯上级职权的行为,是许多上级领导很难容忍的行为。在上级领导决策、表态、答复问题时,干部可以提供信息、建言献策,但不可喧宾夺主;应该收敛言行、规约自我,但不卑不亢;在工作上服从和支持上级领导,在职权范围内创造性地执行上级决议。

(2)展示能力

通常,领导职位越高,承担的责任越重、压力也越大。他们希望下属能为自己分忧解难,任谁也不会愿意把重要任务交给无能之辈,不能成事、常常坏事之人去处理。

因此,对更高职位的上级领导保持尊重的态度固然重要,但要得到上级领导的信任和支持,展示自己良好的精神状态、领导能力、专业能力也是必不可少的。有的干部喜欢把自己职权范围内的事,以请求上级领导指示为由,随便推给上级,加重上级负担,减轻、推卸自己的责任;有的干部缺乏主见,对上级曲意逢迎,盲目服从;有的干部对上级阳奉阴违,消极怠工,妄加议论……这些行为都很容易给上级领导留下缺责任、少担当、无能、油滑等不良印象,进而导致上下级关系淡漠或紧张。

所以,作为下级,需要主动适应上级,主动认识和了解其工作风格、工作习惯、价值取向,用积极的工作态度和解决问题的能力向上级展示自己,在上级领导心中树立自己值得信任的个人形象。

(3)体谅上级

干部可以对更高职位的上级领导抱有合理期待,尽力争取资源、争取支持,但要有所节制,不能让上级领导太为难。如果对上级领导期望值过高,当干部不能得到满意回复时,比较容易产生失望、无助等情绪,如果还总是与得到了资助的单位/部门/个人相比,则更容易产生嫉妒、敌意、失落等情绪。如果不能及时调适,容易搞僵与上级领导的关系。

干部要能够"换位思考",情绪上来时,不妨把自己放在上级领导的位置上体验他们的感受,调整自己的认知。如:上级有上级的难处,上级的支配权也是有限的,也受各种条件的制约,就如同我的下级找我,我也有我的难处和无奈,无法满足他们的需要。当干部能够共情感受,能够合理认知,就会对上级领导的做法多一些理解,就不会不顾客观条件去强上级所难,要求上级"知其不可为而为之",如此,上下级关系可能会融洽、和谐许多。

二、团队关系：人生结交在终始,莫为升沉中路分

⚙ 心理叙事

"那不是对我的奖励,是对我付出的羞辱"

某企业在年终时,组织了一次游园活动,员工们表演节目,穿插抽奖、表彰优秀员工,气氛热烈,其乐融融。最后,领导宣布了由领导班子提名产生的"十佳"员工名单,并请这些员工上台领奖。

此时,发生了出人意料的事。一位业务骨干老张一再说自己不够资格,配不上这份荣誉。尽管公司领导邀请、部门主任劝说、要好同事推动,老张仍固执地拒绝上台领奖,现场气氛一下凝固了。最后,部门杨主任出来打圆场说:"感谢领导对老张的认可,老张内心肯定很感动,只是他前几天都还在给我说没有达到他自己心中的最高目标,很遗憾、很自责,现在领导提名他为'十佳',这份心意不只是老张,我们全部门同志都感受到了,我们先把这份奖励寄放在领导这里,明年我们和老张一起用更优秀的业绩表现来回报领导的关心和厚爱……"

老张除了拒绝上台领奖,再没有其他过激、过分的举动,安静地在现场看着其他员工上台领奖。但因为老张的拒绝,颁奖和领奖的人都有些不太自然。领导的热情激励遭到了冷遇,惊喜莫名其妙变成了惊吓。

活动结束后,杨主任埋怨老张这样做让领导下不来台,让自己太尴尬,与此同时,杨主任也感谢老张给自己面子,没有反驳他说的那些场面话,并好奇地询问老张为什么要这样做,在领导提名表彰的"十佳"中,他的业绩表现和专业能力绝对是数一数二的,完全够得上优秀员工标准,肯定配得上这份荣誉!

老张回答:"我知道我配得上!但是,我就不明白小王、小朱凭什么也能得到这份奖!和这种遇事退缩、做事敷衍,只知在领导面前装积极争表现的人站在一起领奖,那不是对我的奖励,是对我付出的羞辱!"

❀ 心理解读

干部在工作中特别强调"摆事实,讲道理",然而,客观事实经过个体的心理

加工,带给每个人的主观感受常常存在差异。如果片面强调客观性,过度忽略客观事实与心理事实的差异,可能导致事与愿违。

1.不公平感导致了老张拒绝领奖

美国心理学家亚当斯的"公平理论"认为:人们不仅关心自己的收入和支出状况,还热衷于将自己的收入、支出与别人的收入、支出进行比照。由此可见,每个人都会把自己的劳动报酬与周围的人群进行比较,劳动报酬相等,心理平衡;劳动报酬差距大,则会产生较大的不公平感。当人们意识到这种不公平时,就会寻求各种方式来增加自己的收入,补偿自己的损失,以达到心理平衡。

案例中的老张拒绝领奖的原因,主要是因为看到在他心中"遇事退缩、做事敷衍,只知在领导面前装积极争表现",工作并不出色,付出和贡献比自己少得多的小王、小朱居然能和他一样得到领导班子提名,能得到和自己一样的荣誉,对比之下,老张产生了深深的不公平感。

在老张心中,根本不该将小王、小朱评为"十佳"。但是,对评奖他无法干预,大庭广众之下,小王、小朱已经被评上的事实也无法改变,于是,老张只能以拒绝领奖的方式来表达对不公平的抗议,以自谦的态度实施了对领导的低烈度攻击,以退出的态度(不与小王、小朱为伍)来恢复内心的心理平衡。

2.冷静与宽容促使拒绝领奖事件没有造成更严重影响

老张保持了基本的冷静,虽然他用当众制造冲突的方式来表达不满情绪,但留有余地,没有在现场以更激烈的方式宣泄不满。

杨主任保持了冷静,当机立断,较为灵活地搭台阶,让老张和领导都能下台,缓解了现场氛围;事后在准确表达自己尴尬感受的同时,感谢了老张的克制,肯定了老张的成绩,真诚的态度促使老张对他倾吐了真实原因。作为中层干部,常常处于承上启下的位置,需要具备察言观色、判断形势的能力,及时挺身而出,果断行动,化解矛盾。

公司领导保持了冷静,没有因为好意被下属员工当众拒绝,觉得丢了面子,恼羞成怒,拂袖而去,为事件的处理留下了缓和的空间。虽然案例中的老张拒绝领奖让领导有点儿下不来台,但这也是一个引导员工的契机。处理恰当,领导将赢得老张的尊重和信任;处理得不妥,将把矛盾继续扩大,对团队造成更大的消极影响。作为干部,常常要面对各种关系,应对各种矛盾冲突、突发事件,有必要常常提醒自己在团队中存在矛盾冲突是再正常不过的事,告诫自己保持冷静的态度和清醒的头脑,避免激化矛盾。作为干部,应保持宽容的心态,用多元化的标准看待、理解、接纳不同性格特点、行为模式的下属员工,尤其是相对而言更具个性特点的"90后""00后"。干部越包容开放,越有可能了解和走近他们。

✖ 心理应对

干部身在团队,处理好自己与团队成员之间的关系,协调好团队成员彼此之间的关系,更能促成团队成员之间的积极协作,使团队的绩效水平大于个体成员绩效的总和。干部应如何处理与团队的关系,尽可能避免、缓和或化解自身与团队、团队成员之间的人际冲突,建立和谐的团队关系?可以从以下四个方面入手。

1.防范心理失衡

重视下属员工因不公平感而引发的心理失衡现象。哈佛大学社会学者哈斯勒说:"关心自己在同类中所处的相对状态是一种植根很深、不可磨灭的人性。"人与人之间的相互比较,是人与生俱来的基本心理特征和惯常的行为模式。干部自己也可能产生不公平感,引发心理失衡。如:个别干部不是与他人比才能、比业绩、比奉献,而是盲目地比职位、比收入、比付出,喜欢拿自己在资历或学识水平等某些方面的长处与别人的短处相比,结果就比出了各种不满情绪和心理失衡,总觉得领导用人不公、组织亏待了他,整天消极懈怠,怨天尤人;个别干部喜欢与体制外的高收入人群比、与自己的服务对象比,甚至与某些搞以权谋私等不正之风的人比,同他们比收入、比奢华、比享乐,总觉得自己在物质财富上吃了亏。

偶尔出现心理失衡是正常的,干部也不是无欲无求的神仙,无须一觉知到自己产生了"不公平感"、感受到委屈就认为自己的政治思想、价值观出了问题。但是,干部如果一味盲目攀比,就会慢慢在心理失衡中迷失方向,忘记初心。

不公平感是一种主观感受,是人的认知加工、评判后的心理感受,不一定与客观事实相符。作为干部,无论是调节自身心态,还是引导下属员工,都需要注意正确评价自己与他人的投入与收入,建立和完善正确地比较与评价的标准,减少不恰当的攀比机会。一般而言,下属员工希望领导做到三种形态的公平:一是形式公平。干部不搞嫡系,不养心腹,不立山头,不拉帮派,减少员工可能因这些举动产生的被边缘化、被排斥的感受。二是过程公平。建章立制,在管理决策上下功夫,共同研究分配工作量、提供发展机会、给予认可、给予奖惩等,让员工先了解过程比先知道结果更重要。三是结果公平。让下属员工的投入与产出成正比,对一些"庸懒散""老白兔"敢于用制度进行规约,而非"双标""绕道行",让有能力有付出的人得到应有的回报和尊重。

2.用好"两把标尺"

团队里处好关系,有两把重要的标尺,一把是领导言行,一把是规章制度。

(1)干部在团队里的言行要具有一致性

一是干部自己的行为与要求团队成员的行为之间要匹配、保持一致。也就是常说的率先垂范,以身作则,要求他人做到的,首先自己要做到,尤其是在道德、纪律、态度等方面的要求上。古人云:厚德载物与德才兼备,德是干部"软权力"的来源,一个有德自律的干部比起自身不正只会要求他人的干部,更具威信,有更强大的个人号召力,更能赢得团队成员的信任与支持,减少自身与团队成员的人际冲突,在团队成员彼此发生冲突时也更具有影响力,更容易进行调解。

二是干部与团队成员之间的互动反应要稳定,保持一致。团队成员在意干部对自己的态度、对自己的评价,对干部与自己的亲疏关系很敏感。如果干部与成员之间的互动反应不一致,则容易强化员工的亲疏有别之感,认为干部偏心,从而与干部产生隔阂,疏离干部、与干部对立。

个别干部认为自己也是人,也有个性偏好,团队成员表现不一,自己难免会有倚重和偏向。这个观点的确有其道理,但作为干部,更宜从工作和事业出发,对成员一视同仁、密疏有度、冷热均匀,在工作上一样支持,态度上一样对待,绝不能从个人意气或好恶出发,面对欣赏的员工则亲切,对待不满意的员工则冷淡,在评价员工的工作能力、表扬与批评时显得随意。

(2)规章制度是维系团队关系的底线

没有规矩不成方圆,制订和执行科学合理的规章制度是维系团队关系、保证团队正常高效运转的底线。

倡导人文关怀不等于不需要规章制度,如个别干部办事随性,每当员工找他述说自己情况特殊,不经过班子商议,不与中层干部通气,轻易就破例违规开绿灯,导致团队成员纷纷效法。这种行为不仅破坏了制度管理,破坏了正常的层级管理,对管理造成了消极影响,而且导致了分管干部和直接管理人员的被动,容易使其产生对该干部的不满、抵触。个性强一些的直接表达,个性软一些的消极退让、不愿再管人理事,和谐的班子关系、团队关系遭到破坏。

3.营造正向氛围

干部带领团队,常常强调增强团队凝聚力,以此提高工作效率,但是,团队凝聚力越高,工作效率就一定越高吗?心理学家沙赫特研究证明,仅仅只有凝聚力,不一定提高工作效率,只有加上积极的诱导,才有助于工作效率的提高(见图3-1)。因此,作为干部,需要在团队中进行正确的思想舆论引导,形成积极向上的正向文化氛围。

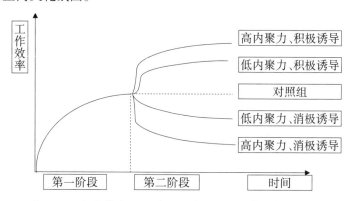

图3-1　沙赫特实验:群体凝聚力与工作效率的关系

毋庸置疑,团队对个体的影响与改造力量巨大。心理学家曾做过实验,要求被试分别在单独的和群体的情境下拔河,同时用仪器来测量他们的拉力。结果:1人拔河时,平均拉力有63公斤;3个人拔河时,平均拉力为53.5公斤;8个人拔河时,平均拉力仅剩下31公斤。这是比较典型的"责任分散"现象,造成了个体行为效率下降。在某些团队里,因为分工不明确,责任不明晰,出现了类似"三个和尚没水喝"的责任分散情况,有的成员责任感降低、出工不出力,将工作推给别人去做,而干部片面强调"捆绑式"发展,团队整合,只问工作是否办好,不问谁人在做,导致责任感强的员工长期承担超负荷工作,对偷奸耍滑的团队成员不满,对不能合理进行奖惩的干部产生不满,进而影响团队和谐。因此,作为干部,要练就自己识人用人的能力,不可凡事皆和稀泥,即便是需要团队共同完成的任务,也应有明确的分工和责任,有严格的检查、验收和反馈环节,以避免责任分散、鞭打快牛现象。

4.按需进行激励

心理学家马斯洛认为:引领人类进步的是若干始终不变的基本需要,这些需要不仅是物质的,同时也有精神的。马斯洛把人的需要由低到高分为五个层次:生理需要、安全需要、爱与归属需要、尊重需要和自我实现需要。他认为人们对需要的追求总是从低级向高级演进,而最高的层次是自我实现和发展。人们被激励起来去满足一项或多项在他们一生中很"重要"的需要。这些不断变化的"重要"的需要控制着人们的行为。

团队里,不同的人对各种需要的程度不一样,同一个人在不同时期,需要的层次会不同。作为干部,要能及时看见、判断员工的不同需要及层次,尽可能有针对性地满足不同层次的需要,针对不同层次的需要采取不同的管理策略。

三、社会关系:黄金白璧买歌笑,一醉累月轻王侯

◎ 心理叙事

危房改造指标成人情

2018年3月,一条"长春镇黄丁村村干部在危房改造资金发放中乱作为、优亲厚友"的问题线索从湖南省益阳市纪委监委转到资阳区纪委监委手中。黄丁村村民王某更是拿着有12人签字的信访件,直接来到资阳区纪委监委当面反映相关情况。

调查工作迅速展开。资阳区纪委监委工作人员通过实地查看、群众走访、调阅财务凭证等方式,使案情真相很快水落石出。

事情要从两年前的一次"偶遇"说起。

2016年1月,益阳市资阳区住建局危改办工作人员彭某去黄丁村走亲戚,正好遇到了熟人——该村妇女主任赵某。

老友相见,自然是一阵寒暄。彭某问道:"赵主任,你搞危房改造没?"

"没有搞,我又不懂这个。"

"你要是想搞,我可以想办法。"

说到这,赵某一下子动了心,便请彭某帮忙,为其申请一个危房改造的指标。

⋯⋯⋯⋯⋯⋯

接下有违事实的"惨兮兮"的危房改造申请报告的是村干部黄某。作为平常关系就很好的"同事",黄某对赵某的家庭条件知根知底。但抹不开熟人面子的他,未经公示等程序,私自在申报资料"村主任"一栏签名并加盖公章后,直接交给了彭某。

拿到资料后,彭某也没按程序走,直接跟危改办同事叶某打招呼:"我有一个朋友报了一个名额,帮忙签个字。"叶某二话不说便在申报资料上签了字,然后彭某在上面盖了公章,一份危房改造申报资料就此"出炉"。

到了后续房屋验收环节,黄某直接在房屋竣工验收表上签署验收合格,并

上报至镇民政所,经由镇里签字审批后,就又到了彭某的手里。于是,竣工验收顺利通过审批。

申报的一路绿灯,让黄某知道了赵某与资阳区住建局的"领导"认识。随后不久,黄某又主动找了过去。

"我不是负责黄家仑片区的危房改造工作嘛,咱们现在有10个危房改造名额,我帮你公公留了一个。"

于是,他们如法炮制。当年年底,赵某等人便违规获得了1.2万元危房改造资金。

世上哪有不透风的墙,弄虚作假终将暴露行藏。2018年7月,彭某、赵某、黄某分别受到党内警告处分,叶某被予以诫勉谈话,赵某等人违规所得的危房改造资金被收缴。

(根据2018年8月20日中央纪委国家监委网站段相宇

《湖南一危改办工作人员拿危房改造指标当人情,一次偶遇送出俩》改写)

心理解读

人是社会人,渴望被接纳、被认同,害怕被孤立、被排斥,于是,人们都希望能融入团体,以增强安全感、成就感。然而,当干部对人际关系、社会交往的认知存在偏差时,也容易导致行为的误差。

1.违纪事件背后的"小圈子"文化

这无疑是一起以权谋私的违纪事件,参与者宗旨意识淡薄,无视党纪国法,结党营私、牟取私利。这起违纪事件的背后也让人看到了"小圈子"文化的存在。

危改办工作人员彭某主动提出帮助"熟人"赵某,赵某得"同事"村干部黄某相助成功提交虚假申请,彭某再找"同事"叶某帮忙,四人配合借助工作岗位职权,为团体成员谋取了利益。这个过程呈现了使用原有关系(熟人老友、要好同事)、在使用关系中强化关系,结成更紧密"小圈子"的过程。"小圈子"使得社会关系异化为金钱关系、利益关系、裙带关系等交织而成的不正当关系网。这样的"小圈子"需要干部坚决杜绝和反对。

2.为什么有的干部会热衷于"小圈子"

关系作为中国传统社会文化的重要概念,深刻影响着社会的组织方式和中国人的行为选择。无论是普通人还是干部,保持社会交往,维系社会关系都是必需的。但个别干部过分崇尚"圈子文化",各种"小圈子"多,个别干部拉帮结派、搞团团伙伙。究其原因,与他们对社会关系的认识有密切关系。

个别干部认为:我国的干部选拔建立在以"关系"为基础的选拔方式之上;干部队伍呈现金字塔结构,越往上的晋升空间就越窄,要走到金字塔的上端犹如千军万马过独木桥,无"关系"加持几乎无法实现;而现实中客观存在的干部选拔任用工作中的任人唯亲、跑官卖官等不正之风一定程度上强化了这种认知。那些关系到位、被"火箭式提拔"的官员刺激着个别干部,引发其心理失衡。于是,个别干部开始自暴自弃,认为干部提拔任用拼的是关系,而不是实力,自己怎么努力也没用;有人采取诋毁、告黑状等极端方式来获得自己晋升的机会;个别干部学着跑关系,热衷于站队,进入"圈子",以求关键时刻"圈子"同伴能助其一臂之力。

✖ 心理应对

人际交往是人类最基本的社会实践活动。但作为干部,结朋交友已经不是个人的小事私事,它事关用权是否公正,从政是否清廉。人际交往观能够体现干部的党性、作风、修养,也是检验其为公为民还是腐化堕落的"试金石"。近年来,相关部门加大了对干部的家庭主要成员及重要社会关系的管理,一再进行摸底调研,充分说明了人际交往、社会关系在干部管理中的重要性。那么,干部应如何进行人际交往、处理社会关系,才能于公符规则,于私合亲情?

1.重视领导者的作用

在管理心理学里,领导是指引和影响个体、群体、组织在一定条件下实现其所期望目标的行为过程。这个概念里的领导不是狭义的领导者个人或领导者个人的孤立活动,而是一个动态的活动过程。

从互动的观点来看,领导行为是一种人际关系,领导者之间、被领导者之间、领导与被领导者之间的关系状态直接影响着领导效能。据此,从社会人际关系的角度看,干部的领导行为有一个重要目标:协调组织内外的社会人际关系,整合各种资源,引领下属实现组织目标。

2.把握交往尺度

干部正常的、适度的社会交往,有利于开阔视野、丰富思想;有利于了解社情民意,扩大信息来源;有利于联结情感,滋养自己,获得更广泛的支持。在交往中,有两种现象值得注意:一是过度社会交往,热衷织就人际关系网,形成以交情为幌子,以利益为纽带的"小圈子"。对此,干部需调整认知,加强党性修养和党性锤炼,树立正确的人际交往观,自警、自省、自律,远离"小圈子",努力营造风清气正的人际关系。二是拒绝社会交往,封闭自己,把自己变成孤家寡人,倍感孤独,影响心理健康。因此,干部要注意评估自己的社交关系,如过密过勤就降降温度和频率;反之,若过少则增加频率和交往范围,保持恰当适中的尺度。

3.建立"亲""清"工作社交关系

"吃别人的嘴短,拿别人的手软。"中国传统社会关系中的"还报"原则作用于所有关系,影响着人们的心理和行为选择,容易造成偏袒徇私的结果。"不少落马的高级干部利用自身高级干部的职务便利与在官场的'影响力',聚拢了一批圈内人。""大案往往变成窝案,在近年来落马的'大老虎'背后,多有一帮干部与之有着千丝万缕的利益勾连,形成一个个或明或暗,或松散或紧密的帮派和团伙。"

作为干部,要时刻警诫自己,与工作服务对象建立"亲""清"的工作社交关系。所谓"亲",指干部不拒人于千里之外,坦荡真诚地与工作服务对象接触交往,积极作为。所谓"清",就是同工作服务对象清清楚楚往来,不以权谋私,不起贪心私心,不搞权钱交易。干部在加强自身修养、自律的同时,也接受舆论监督、群众监督、社会监督,主动加大权力的公开透明力度,在阳光下运行权力,从源头上让自己、让他人断念,防止"权"和"钱"滋生的腐败。

4.建立公私分明的亲友关系

干部生活在鲜活的、尤其充满人情的现实世界,有家人亲属,有私人社交好友,其满含真情实感的联结和支持,是干部维护自身心理健康、获得工作生活动力的重要源泉。然而,正因为亲友的情真意切、利益幸福与自己休戚相关,导致个别干部在工作中更容易心慈手软,网开一面,造成不良影响,甚至违法乱纪。

干部要慎重交友,净化自己的朋友圈,"亲贤臣、远小人",不该交的朋友坚决不能交,避免成为"围猎"的对象;当交之友则为君子之交,坦荡如水,公私分明。

干部要注重家教家风,严格要求配偶、子女,做到亲近、亲密而不纵容,防止自己因为很少陪伴家人、照顾老人和孩子的愧疚感而在坚持原则上让步,或主动为亲友谋取福利,以获得内心的平衡。

四、异性关系：所谓伊人，在水一方

⚙ 心理叙事

温柔的陷阱

小艾在某局财务科上班，觉得自己做科员，事务多而无权，很是辛苦，一心想为自己谋划一个更高的职位。

这次干部调整，周局长走马上任，小艾觉得机会来了，一心想和新领导处好关系，为自己奔个前途。

初来乍到的第一天，周局长跟大家见面，大家都一本正经地说了些体体面面的客套话。轮到小艾时，小艾热情而俏皮的打招呼方式，带动了现场气氛，给周局长留下了良好印象。之后，小艾不时去向周局长汇报思想和工作，大半天也不出来。两人的话题范围也在慢慢延展，有一次，不知道怎么就聊到单位和个人形象，周局长开玩笑说："小艾你就很漂亮啊，身材还这么好，很能代表我们局的形象嘛……"

小艾有时晚上无聊，常给周局长发一些信息。"我觉得你很有男人魅力……""我很崇拜你……""如果你没结婚的话我一定要追你……""我可不可以单独约你吃饭？"……虽然周局长有时也觉得小艾的信息太多，内容也可能引人误会，但有年轻美女如此崇拜自己，他还是很高兴，觉得只要自己不回复信息就行了，因此，他从未明确告诫小艾不要再发信息，而是看后即删，一笑了之。

小艾经常对周局长嘘寒问暖，买一些钱包、领带、保健品等小礼品送给周局长，周局长觉得无伤大雅，也就接受了。

小艾和同事聊天，不时流露出自己和周局长关系不一般；遇到有些难做的事情，她就跑去周局长面前哭哭啼啼，撒娇卖乖，一般情况下，周局长也会答应她的一些不太违反原则的要求。

慢慢地，局里传开了周局长和小艾的绯闻。有一天，周局长夫人也开始逼问他与小艾到底是什么关系。面对妻子的逼问，周局长只能反复声明自己和小艾清清白白……

面对来自家庭、单位的无形压力，周局长尴尬、难堪，想为自己辩解却无从说起，担心别人说他此地无银三百两。自己并没有出轨，也没越界，怎么就出现了这样的局面？自己该怎么办呢？

❀ 心理解读

相对同性之间的交往，干部如何与异性相处，更考验干部的智慧。如果干部一味自认"清者自清"，不注意防范"瓜田李下"，常常会把自己置于"温柔的陷阱"中，陷入尴尬的境地。

1. 都是暧昧惹的祸

周局长认为有人崇拜对男人来说是前进的动力，他觉得自己很无辜、很委屈，自己只不过和美丽有趣的女下属多说了几句话，答应了几个没有违反原则的要求，也没有什么更亲密的关系，怎么就闹得满城风雨？"爱美之心，人皆有之"，怎么到了干部这里就不行？

可是，分析周局长与小艾的对话，不难发现周局长的不妥之处：刻意或随意夸赞女下属容貌、身材，跟女下属开过火的玩笑，工作以外与女下属频繁私信来往，不拒绝女下属的暧昧表达……这一切都在给小艾传递一个信息：在周局长心中，自己是与众不同，有特殊位置的！而这种心理定位，又会更加助长小艾在周局长面前做出超越工作边界的事情。

周局长与小艾之间的互动模式，看在其他人眼里，怎么会不起猜测？何况还有小艾有意无意的引导暗示。

2. 男女当有别

俗话说"男女搭配，干活不累"，这反映了男女性别的差异互补、吸引，有一定的科学依据。然而，传统习俗里，现实环境中，男女终究有别，无论是常见的如案例中的男上级女下属关系，还是女上级男下属的关系，抑或是异性同级别干部、同事之间的关系，一旦和性别有所牵连，在人的猎奇心理驱使下，正常的关系也会在流言蜚语中不经意间染上粉红色。

因此，干部要谨记男女有别，公私有界！界限，这在任何人际关系里都需要引起高度重视，尤其是在与异性的交往中。模糊界限的暧昧关系，实为领导关系与异性交往之大忌！

心理应对

在人际关系中,上下级关系微妙,比上下级关系更微妙的是异性上下级之间的关系。干部如何处理好与异性之间的关系呢?

1.保持正常交往

"男女授受不亲,礼也。"(孟轲《孟子·离娄上》)自古以来,保持正常的男女关系就是传统道德所弘扬的。现代社会,干部在工作中不可避免会接触异性。注意性别差异,并不是与异性绝交,而是要倡导正常的异性关系。

干部要在"收"与"放"的尺度上找准定位,把握分寸,让双方都感到和谐、自然和融洽,不至于别扭、不协调。同时也要保持高度的自觉性和自律性,保持平常心、不越"三八线",以问心无愧的姿态面对家人、面对党。

2.注意性别边界

关心要注意分寸,亲近要保持距离。男与女本身就是一个敏感的话题,这就要求干部在与异性下属的交往中注意"男女有别",避免没惹火,火却烧了身。

交往要公开化,不要授人以柄。与异性下属不宜单独相处,就算是下属单独来汇报工作,也要做到在公开场合、敞开大门。交往的公开化、公众化和透明化,能有效避免为好事的人提供说闲话的"素材"和机会。

交往要文明化,不要破坏形象。不说跨越性别界限的话,特别是与异性下属开玩笑要用语适度,不宜触碰男女之间的敏感神经。说话不文明,把男女私事作为打趣谈资,乱开玩笑,轻者破坏了自己的形象,严重者会有性骚扰之嫌,引发纠纷。

3.注意节制欲望

"声色者,败德之具。"(林逋《省心录》)干部权力在手,若不能正确控制自己对"色"的欲望,不能正确对待异性关系,沉溺于美色无法自拔,最终会被欲望所伤,丧失信念、丧失原则,被"色"心所害。干部要勤于修身,时刻注意反思自己的思想和行为,以"色"为戒。

人非草木,孰能无情?不可否认,工作中的确也存在因志趣相投、配合默契而渐生情愫的现象。对此,干部需克制自己的感情,多自控,不能借助手中权势、假借工作名义,创造亲近机会,把异性下属卷入感情漩涡,破坏异性下属的生活、家庭关系。

　　干部的人际交往、人际关系与其自身心理健康密切相关,如果干部妥善处理好上下级关系、团队关系、社会关系、异性关系,通过合理认知进一步明晰自己在关系中的定位,通过情绪管理有效调节自己的情绪情感、释放压力,通过提升沟通技巧等行为学习缓解人际冲突,营造和谐的人际氛围,定能进一步促使自己内外和谐,拥有健康的心理。

第四章　成长与心理健康

内容简介

　　干部成长无捷径可走,经风雨、见世面才能壮筋骨、长才干。"成长"本义指智能或才能的提升,干部的成长是指干部向时代、组织和群众对其角色期待的方向靠近的过程。这里的成长是各种影响相互作用的结果,包括政治上的成熟、心理素质的增强与职务上的晋升。干部的成长又不只是领导力与职务的提升,其本质是自身素质能力(包含心理素质)的提升。每个干部的成长都是从量的积累到质的飞跃的循序渐进的过程,其成长途径、成长环境、成长机制与成长角色等与其当下的心理健康密切相关,健康的成长动机、积极的心态不仅影响干部自身的心理健康,更关涉人民群众的利益和社会的稳定发展。本章从干部的升迁、落选、降职与弃用四个方面来阐述成长与心理健康。

一、升迁：长风破浪会有时，直挂云帆济沧海

⚙ 心理叙事

我辈岂是蓬蒿人

作为进出口公司资管部副部长的朱M主动申请去当驻村第一书记，论他的岗位，论他的家庭条件，还有小孩才三岁，谁也没有想到他会做出这样的选择。

大家都知道，作为国有大型企业的干部，如果被选派当驻村第一书记，那弦外之音就是回来之后有可能被提拔。

但是，这一次去的地方太偏远，而且根据上级要求要过关斩将提质量，时间上保证三年以上，没有坚定信念和坚强意志的人，绝对不会愿意去受这份苦。组织上曾找过几个后备干部想进行深度培养，可都被他们以极其重大的理由和不可逾越的困难给挡了回去。

对于省国资委组织部安排的政治任务，原本是一件好事情，可是没有恰当的人选，反而成了难题。就在这节骨眼上，朱M不畏艰难困苦主动请命，让公司领导对这个原本不在培养计划中的青年干部不得不另眼相看。

核桃村，穷乡僻壤，来到这个麻雀都不拉屎的地方，村里本来安排朱M住在村委会，可他坚决不同意，坚持住到空巢老人张H家里面，这可把老人高兴坏了，如同儿子回了家。

朱M让老人给他配了一套农具，同吃同住同劳动，早出晚归，先干了一个月。手上有了茧疤，脸上有了沧桑，腿上有了力道，他才去村委会办公室上班。

走遍了村里的每一个角落，熟悉了村里的每一个人，掌握了村里的每一件事情，他提出了近期种根芥菜、远期种白菜的方案，在家禽养殖上提出了土鸡土猪立体饲养方案。

三年很快过去了，核桃村变了样，村村通解决了，自来水到了户，村民全部脱贫，成了全县脱贫致富的先进村。朱M也变了，现在的他更加自信，更加坚毅，更加包容。他说："当初我主动选择驻村，其实是为了磨炼自己的意志品格和奋斗精神，真心实意地为人民做点儿实事。"

🪷 心理解读

从上面的故事中我们可以看出,作为干部,一定要有坚定的理想信念和清晰的目标。要能够真诚地与老百姓的心在一起,自觉地接受生活的磨炼,不怕吃苦,敢于吃苦。组织一定会看到真正有信念、有坚强意志品质、有思想的人,从而确保把能想事、能担事、能办事的干部选拔任用在合适的岗位为人民办实事。

升迁在旧时指官职的提升与调动,出自汉代王充的《论衡·治期》:"长吏秩贵,当阶平安以升迁,或命贱不任,当由危乱以贬谪也。"现在指职位的提高。

人的行为与自身的动机密切相关,有什么样的心理动机,就会有什么样的言行表现。上述情境中的朱 M 希望磨炼自己,希望可以为人民做实事,就有了从大城市主动到偏远地区的驻村干部的选择,有了敢于吃苦的行为表现。

美国人本主义心理学家马斯洛认为,动机是促使个体发生行为的内在力量。动机的产生主要有两个原因:一个是需要,另一个是刺激。所谓需要即指个体缺乏某种东西的状态,其缺乏的可能是内在的维持生理平衡的物质要素(水、食物等),也可能是外界社会环境中的心理因素(社会赞许、爱等)。他将人的动机分为匮乏动机和成长动机。匮乏动机是指个体试图恢复自己生理和心理平衡状态的动机,在需要得到满足之后便趋于消失。而成长动机是被高级需要所驱使的动机,是指个体试图超过他以往成就的动机。在这种动机的驱使下,人们愿意并能够承受不确定性、紧张乃至痛苦,以使自身的潜能和理想得以实现。动机还可分为外部动机和内部动机,外部动机是指个体在外界的要求或压力的作用下所产生的动机,内部动机则是指由个体的内在需要所引起的动机。本书主要从需要动机与成就动机理论出发,探讨干部在成长过程中,其成长动机如何影响个体行动方向及成长结果。

1.需要动机理论

马斯洛把人类的基本需要分为五大类:一是生理需要;二是安全需要;三是爱与归属需要;四是尊重需要;五是自我实现需要,就是使自己的潜能得到充分发挥,变得更加完备与完美的需要。马斯洛认为人的需要呈金字塔形,由低到高,最底层生理需要面积最大,想要被满足的愿望最强烈,且大多情况下较低级需要满足后,才会出现高一级的需要。前四种是缺失性需要(求生存的能量),它们对生理和心理的健康都很重要,必须得到一定程度的满足。最后一种需要即自我实现的需要(生命能量),它是丰富性需要或终身成长的需要,很少有人能得到完全的满足。

升迁,对于干部是一个严峻的考验,极具诱惑力,从缺失性需要解读它意味着尊重的需要可以得到更好的满足,从成长性需要解读则是自我的价值能得到更好的体现。极个别干部为了满足自己的生理需要而不惜牺牲人民的利益,尤其是为了满足物欲、情欲和权欲,导致在追求成长的路上突破了底线,违背了初衷,最终未能达到自我实现的目的。

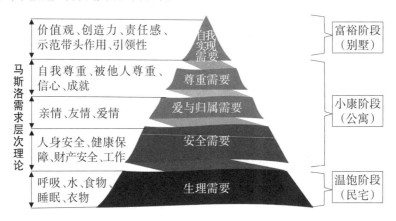

图 4-1　马斯洛需求层次理论(略有改动)

2.成就动机理论

成就动机是人们希望从事对自己有重要意义、有一定困难和具有挑战性的活动,在活动中能取得完满的、优异的结果和成绩,并能超越他人的动机。美国哈佛大学教授麦克利兰通过对人的需求和动机进行研究,把人的高层次需求归纳为对成就、权力和亲和的需求。

(1)成就需求

成就是一种终极追求,成就需求是争取成功,希望做得最好的需要,其衡量时间范围为一生。具有强烈的成就需求的人渴望将事情做得更为完美,更好地提高工作效率,获得更大的成功,哪怕它不能带来任何积极情绪、意义和关系。他们重点追求的是在争取成功的过程中克服困难、解决难题、努力奋斗的乐趣,以及成功之后的个人的成就感与满足感,他们并不看重成功所带来的物质奖励。个体的成就需求与他们所处的经济、文化环境及社会、政府的发展程度有关,此外,社会风气、个人成长环境、家庭教养方式等也制约着人们的成就需求。

具有成就需求的人,对工作的胜任感和成功有强烈的要求,虽然也会担心失败,但他们乐意,甚至热衷于接受挑战,往往为自己树立有一定难度而又不是高不可攀的目标。他们敢于冒风险,又能以合理的态度对待冒险,绝不会以迷信和侥幸心理对待未来,而是要通过认真分析和评估。成就动机强烈的人愿意承担所做工作的个人责任,并希望得到所从事工作明确而又迅速的反馈。他们一般不喜过度休息,愿意长时间、全身心地投入工作,并从工作的完成中得到很大的满足,即使真正出现失败也不会过分沮丧。一般来说,他们喜欢表现自己。一个公司如果有很多具有成就需求的人,那么公司就会发展很快;一个国家如果有很多这样的公司,整个国家的经济发展速度就会高于世界平均水平。

(2)权力需求

权力需求是指影响和控制别人的一种愿望或驱动力。不同的人对权力的渴望程度也有所不同。权力需求较高的人对影响和控制别人表现出很大的兴趣,喜欢对别人"发号施令",注重争取地位和影响力。他们常常表现出喜欢争辩、健谈、直率和头脑冷静的特点,善于提出问题和要求,还喜欢教训别人并乐于演讲。他们喜欢具有竞争性和能体现较高地位的场合或情境,他们也会追求出色的成绩,但他们这样做并不像高成就需求的人那样是为了个人的成就感,而是为了获得地位、权力、影响力或与自己已具有的权力和地位相称。麦克利兰将组织中管理者的权力分为两种:一是个人权力;二是职位性权力。追求个人权力的人表现出来的特征是围绕个人需求来行使权力,在工作中需要下属及时反馈和倾向于自己亲自操控,从控制其他人来完成个人需求及自己操作掌控中获得满足。一个领导者,若把他的权力形式建立在个人需求的基础上,既不利于推动工作,也不利于单位的整体发展。职位性权力要求领导者与组织共同发展,其自觉地接受约束,从体验行使权力与组织获得发展的过程中得到满足。

(3)亲和需求

亲和需求就是被他人喜爱和接纳的一种愿望。高亲和动机的人更倾向于与他人交流和进行交往,至少愿意为他人着想,而这种交往会给他带来愉快与满足感。高亲和需求者渴望亲和,喜欢合作而不是竞争的工作环境,希望彼此之间多一些沟通与理解。他们对环境中的人际关系更为敏感,常常能够察觉到团队成员的情绪情感变化及其关系是否和谐。有时,亲和需求也表现为对失去某些亲密关系的恐惧和对人际冲突的回避与担心。亲和需求是保持社会交往和人际关系和谐的重要条件,需要注意的是,有时候注重亲和需求的干部容易因为讲究交情和义气而违背或不重视管理工作原则,从而导致组织效率下降。

✿ 心理应对

人的欲望无限,需求可以有限。干部追求进步,通过自己的努力得到组织肯定,实现自己的价值是正常的事情,更是有利于社会的建设和进步的大事。干部在升迁之后,要遵循成长规律,做好自身心理素质建设,恪守敬畏之心、守住正直之道,更要关注自己的心理变化,既不高看自己,不过分炫耀和自视清高,也不轻看自己,不过于保守和自卑。

1.尊重心理距离

心理距离是个体对另一个体或群体的亲近、接纳或难以相处的主观感受程度,表现为在感情、态度和行为上的疏密程度,疏者心理距离远,密者心理距离近。人人都希望被别人接受和喜欢,渴望拥有高质量的稳定的亲密关系。干部由于职务、工作单位时常发生变化,很容易与老同事疏远,导致他们对失去某些亲密关系会有较强的失落、担忧、恐惧,甚至回避除工作内容以外的人际交往。适度的亲和需求是保持社会交往和人际关系和谐的重要条件,干部既要注重沟通、合作,善于理解他人,又要做到在不同的时段、不同的工作岗位与其他人保持合适的心理距离。尊重心理距离就是指干部在升迁后要积极调整心理状态,在人际交往中承认并尊重他人的心态变化,尊重彼此之间外在或内在的认知差别和需求差异带来的影响。与其他人保持适当的距离,但又不是彼此完全疏远。

这是由于升职后,干部的地位、权力与角色都不一样了,与老朋友之间的物理距离与心理距离必然会有变化,干部无须内疚或不安,可寻找时间和机会向老朋友真诚表达自己对友情的珍惜以及工作的原则,不因过分明确上下级的地位而拉远了彼此的距离,也不用委屈自己甚至影响工作去强求不变的关系。由于干部的升迁,其朋友的心态也可能会发生变化,可能会担心干部担任领导职务以后会和他们疏远,内心也会因干部的升迁而感到自卑,担忧干部会变得不好打交道、不把他们放在眼里了。这个时候,干部要了解对方的这种心理,尊重心理距离,知道这只是一种心态变化,同事仍然是同事,工作之外仍然是朋友。干部可以选择少开玩笑或不开玩笑,尤其不要在正式工作场合随意开玩笑。

2.保持谦卑而自信

保持谦卑是随时提醒自己注意谦虚,避免自高自大。自信是指个体对自身具有成功应对特定情境的能力的预判,是自己相信自己有能力解决问题或者应对未知的情境与事件。慧能有云:"凡性是功,平等是德。念念无滞,常见本性,其实妙用,名为功德。"内心谦下是功,外行于礼是德。由谦卑而自信,亦是源于本心。明本心,才能接纳自己,明确了解自身使命,自信也就由此而生。当自己的职务晋升一级之后更需要保持初心、平常心。成长道路上的升迁是组织给干部的一个更好地服务人民的机会,也是组织对干部能力的一个肯定。干部需要清醒地意识到自己虽然晋升了,但仍然有许多不足之处需要改进,业务能力需要不断提升。保持自然心、平常心,理性客观地看待自己的能耐,不炫耀不张扬;保持对自己的信任,听从自己的想法、感觉和情绪,相信自己的能力和力量,坚信自己一定能做成某件事,实现自己所追求的目标。

自信心训练可以通过给自己发送一条信息、写一封邮件或者写日记的方式,表扬那个曾经记录下精彩瞬间、值得赞美的自己,感谢那个有能力把自己的身心照顾得很好的自己;可以花2分钟记录下一段积极开心的经历,写下自己做过的几件好事。干部可以做30分钟有氧运动,可以选择坐下来,静静地从正性的积极方面冥想2分钟;也可以练习用目光正视别人、把走路的速度加快25%,每天花几分钟时间对自己微笑,用信任与肯定的语气相信并鼓励自己去做好每一件小事。成长需要自信,成就事业更需要自信,让我们用自信产生勇气,用自信产生力量和毅力,用自信去创造属于我们的美好!

3.自我激励,勇敢奋进

所谓自我激励,是指个体具有不需要外界奖励和惩罚作为激励手段,能为自我设定的目标主动努力工作的一种心理特征。自我激励是情绪智商的重要内容,高情商的人拥有能够依据活动的某种目标,调动、指挥与调控情绪的能力,能够源源不断地产生内在动力,朝自己所期望的目标前进。自我激励能够使人在较短的时间走出生命中的低潮,设定新的目标助推自己重新出发。干部在前进道路上面临的风险考验尤其复杂,甚至会遇到难以想象的惊涛骇浪,这时需要情绪智力提醒与激励自己,需要勇敢与担当的积极心理品质去应对危机,需要有来自内部的动力激励自己勇敢前进。自我激励使我们的身体充满智慧,有更强的免疫力、自我保护的能力和坚强的意志。"筋力之士矜难,勇敢之士奋患",干部通过不断的自我激励,遵循自然之道,向阳而生,朝着自己的信仰和理想奋进,就一定会拥有勇气、真诚、坚持和热情的心理能力,成为敢想、敢做、敢当的劲草和真金。具体来讲,自我激励可以从以下几个方面进行训练。

(1)把握好情绪,制订小目标

了解自己的情绪是情绪智商的核心。如果你感到不舒服不开心了,可以轻轻闭上眼睛,花一分钟去觉察自己出现了什么情绪,并善意地为这种情绪命名。你可以再花一分钟留意自己情绪的变化以及它待在自己身边的时间,观察和审视自己的内心体验,选择合适的方式适度地向合适的对象表达自己当下的情绪及不舒服的感觉,通过情绪管理"三步曲"(识别命名—体验当下—合理表达)让自己获得新的动力和力量。接下来的自我塑造是要有一个自己每天早晨醒来后为之奋斗的目标,这个生活、工作和学习的小目标是可以即刻着手做的,有勇气和毅力每天坚持激励自己完成一个一个的小目标。虽然实现目标的道路绝不只是坦途,你可以选择边完成小目标边休整,根据自己的时间表及身心状态拟定出自己放松、调整、恢复元气的计划。即使在自己的事业波峰时,你也可以给自己安排休整点暂时隐退一下,然后更富激情地重新投入工作。

(2)增加紧迫感,离开舒适区

人生苦短,没有谁的生命会绵延不绝,干部要力争用有限的时间努力做更多有意义的事,把每个时刻当成生命最宝贵的时刻,因知晓时间的珍贵与自己的价值的重要性而更珍惜生命,不断寻求挑战激励自己筹划大事业,为国家昌盛和民族振兴做贡献。提醒自己可以短暂地在下次挑战之前放松自己和恢复元气,但不要一直躺倒在舒适区,及时深度清理过去的避风港,点燃工作的激情与创新的火把,更新并创建适应时代发展的安乐窝。世上最秘而不宣的秘密是,战胜恐惧后迎来的是某种安全有益的东西。哪怕克服的是小小的恐惧,也会增强自己对创造自己美好生活的信心。如果一味想避开恐惧,它们会像疯狗一样对你穷追不舍。此时,最可怕的莫过于双眼一闭假装它们不存在。

(3)善于内省,敢于竞争

大多数人都习惯于通过别人对自己的印象和看法来看待自己,如果别人对自己的印象不错就感到开心,反之则不开心。干部如果把自己的个人形象建立在别人身上,就会面临严重束缚自己的危险。人生的棋局自己来摆,自己的人生自己来排,生活挑战你的事情,自己定可以用来挑战自己。自己对自己越苛刻,生活对你越宽容;自己对自己越宽容,生活对你越苛刻。人生在世,或许不用刻意追求留名,寻到自己的价值,充分利用对现时的认知力,锻炼自己即刻行动的能力。还要更深刻地认识自己,接纳更加真实的你,且满怀快乐的心情,从内心挑战自我,在生活中加入与自己竞争的"游戏"。尽可能放松自己接受挑战,当脑电波开始平和自己的中枢神经系统时,你便可以感受到自己的内在动力会源源不断地增加,很快会知道自己有何收获,最终超越自己,让自我激励的力量汩汩不绝。

二、落选：江东弟子多才俊，卷土重来未可知

❀ 心理叙事

黄金榜上，偶失龙头望

刘K作为一个直辖市某区街道办事处副主任，分管工业企业、经济开发和招商引资等工作，为街道的发展做出了突出贡献，被纳入了区级部门正职后备干部人选。区领导对他的表现非常满意，在区里的大会中对他的能力和业绩直接表示肯定，并倡导其他镇街向他们学习。

组织部部长带领一行人到刘K所在街道开展街道办主任推荐工作，宣布了选举程序、公布了候选人情况。按照组织部推荐选举要求，候选人数由单位按照1:3的比例从符合要求的人员中推荐，经组织考察后确定参与投票人数为1:2的比例进行，票数必须过半且当场公布投票结果。候选人是刘K和街道办另外一位副主任，刘K排在最前面。大家一致认为刘K的能力和业绩有目共睹，现任街道办公室主任黄Z已经明确要升迁为副区长，正在市委党校学习，学习期间街道里面的行政工作也是由刘K主持。不少人甚至认为干部选举投票不过是走走过场，刘K升任街道办事处主任已经是板上钉钉的事情了。

选举工作正在紧张地进行中，工作人员在统计得票。结果终于出来了，两位候选人得票都超过了半数，可让人意外的是刘K最终得票比另外一位副主任少一票。这让看好刘K的组织部部长和刘K很是尴尬，选举之前有部分预祝他当选的同事们也面面相觑，好在组织部部长机智多变，立即向当选的主任表示了祝贺。其实刘K担任副主任也只有三年，原本也并没有那么看重上位，只是私底下同事朋友议论纷纷，坊间舆论已经把他从繁忙的工作中拉出来，似乎他不争取上升就是他无视组织需求一样。当祝贺的掌声响起，当选的主任开始表态时他才恍然惊醒过来，清清楚楚知道自己落选了。

要是说刘K对落选一点儿感觉都没有，那是假的。他开始陷入深深的纠结情绪中：这次选举问题出在什么地方？在工作中我究竟得罪了谁？另外一位主任能力不比我强，他凭什么得到比我高的票？刘K越想越痛苦。自然而然地，

他受落选的影响,精神状态和工作状态发生了一些变化,常常心不在焉,连续出了几次工作上的失误。这让关心他的亲人和朋友十分着急,组织上也十分关注,领导找他进行专门谈话,告诉他一定要相信组织,落选正是考验他锻炼他的最好时机,一次落选不代表终身发展受限,要坚信心中有党,干事为民,将来一定有更多更好的机会。

通过领导、亲人和朋友对他的关心和开导,刘K慢慢调整好状态,以崭新的面貌重新投入工作中,一如既往地发挥自己的智慧、才能和勤奋,取得了更多的工作业绩。

❀ 心理解读

在成长路径中,无论自身如何努力,在选举中落选都是一种不可避免的正常现象。古人说:"凡善怕者,心身有所正,言有所规,纠有所止,偶有逾矩,安不出大格。"落选主要是指在选举中被淘汰。事实上,只要是参加差额选举,就必然会有人落选。上述故事情境中刘K在选举中落选,一度情绪低落,精神与工作均受到一定程度影响,他想不明白自己是什么原因落选的。值得一提的是,刘K自身心理素质较强,加之得到了来自社会各方力量的心理支持,他在挫折中得到了成长,快速调整好状态重新投入工作中。从刘K的故事中可以看出,在遭遇落选后,人们的心理状态或多或少会受到影响,可能存在时长不同、应对方式的区别以及心理行为表现的差异。

1.产生失落心理,暂时逃避社会而失去斗志

失落心理是指人在经受了挫折或者失败后,对事业、生活失去了以往的兴趣和追求,产生悲观、失望、抑郁、焦虑和愤怒等消极情绪。干部通常较其他人成就动机更强,希望得到更多的认可和信任,尤其希望通过仕途晋升做更多有意义的事、实现自己的人生抱负和展现自己的能力与价值,这些都是非常好的心理需求。所以,他们在遇到升迁机会与自己失之交臂时,产生失落心理,出现难过、自责与沮丧等情绪都是很正常的。

现实生活中,在选举时不排除有极少数人对在差额选举中落选的干部存在种种猜测和议论,甚至把落选的干部与不称职干部等同起来。这让落选的干部

感到没面子,害怕被人评判,压力大,担心影响今后的前途,等等。有这些负性情绪感受和想法是非常正常的,但如果被这些消极情绪及负性认知长时间困扰,让干部躲到自己狭小的世界中以求平安无事,甚至严重影响干部的社会功能与工作效率,导致悲观绝望就不好了。如果干部由于失落而放弃自我成长的机会,在群众及组织中造成不良影响便更是得不偿失了。

"天生我材必有用,千金散尽还复来。"落选的时候要实事求是地评价自己,看到自己的长处和优点,更可以利用这个机会主动查找自己可能存在的差距和不足。做到落选不落志,顾全大局,理智看待选举结果,自觉服从组织的安排。牢固树立正确的权力观、地位观和利益观,做到一切以党和人民的事业为重,心态平和地以坚强的党性和良好的精神状态全身心地投入工作中。

2.产生嫉妒心理,心生不甘而攻击别人

嫉妒是指人们为竞争一定的权益,对应当团结的人怀有的一种冷漠、贬低、排斥乃至敌视的心理状态,它让人感受到难过的滋味,严重时,还会产生恨的情感。嫉妒心理是一种因自己的能力、财富、相貌或者地位不如别人,或者不满意别人在物质与非物质方面比自己强等而产生的一种怨恨、愤怒、不满甚至憎恨的消极情绪。嫉妒心理在言语上表现为挑剔、嘲讽、贬低、打击他人,在行为上表现为疏远、冷落、造谣、威胁或者攻击他人,在情绪情感上表现为自责、不甘心、愤怒、暴躁等。落选时,看到别人成功晋升,嫉妒情绪会不由自主地产生,这是人们时常会经历的情感体验,低强度短时间的嫉妒情绪对人的影响不大。嫉妒心理是一把双刃剑,如果转化运用得好,则可转化为竞争意识,产生不愿落后、积极进取、努力拼搏的良好势头,让自己成为有魅力、有能力和有力量的人;如果任由它肆意生长,甚至变本加厉成为伤害攻击他人的工具和借口,则会严重影响干部的心理健康、自我发展和人际关系。

3.产生挫折心理,萎靡不振低看自己

挫折心理是指个体在实现目标的过程中遇到难以克服的困难或干扰,自己的愿望无法达成,需要无法满足而产生的一种消极、紧张、失望、痛苦、沮丧不安的心理与情绪体验。挫折包含三个方面的含义:一是挫折情境,即指"挫折"对当事人造成的情绪状态。二是挫折认知,即指当事人对挫折情境的知觉、认识和评价。三是挫折反应,即指当事人在挫折情境下所产生的烦恼、困惑、焦虑、愤怒等负面情绪交织而成的心理感受,即挫折感。本节心理叙事中的刘K工作一直努力,人缘也好,领导和同事对他也多有好评,但一次意外的选举失败让他未能如大家期待的那样正常晋升,导致其心怀失落感、郁郁寡欢,丧失了工作的动力和乐趣,这也是挫折体验的一种典型表现。挫折心理不仅使人怀疑自己的工作能力,还可能因为在事业道路上的不确定和努力后与自己的期望不相符合而变得消极妥协。

心理应对

落选给人带来的失落心理、嫉妒心理和挫折心理等情绪感受与心理体验不是美妙的,可能会打击自己的信心和动力,影响自己的生活和工作。那么,如何在不舒适的处境中寻找积极因素,提升对自己的认识,强化自身的力量,把"精神补贴"(轻度的挫折)转化为"精神力量",发现自己的长处,客观认识自己,培养自信心,获得继续发展的动力,可以从以下三个方面入手。

1.以坚定的信念坚守,用满满的自信前进

信念是人生征途中的一颗明珠,既能在阳光下熠熠发亮,也能在黑夜里闪闪发光。在心理学中,与自信心最接近的是班杜拉(A.Bandura)在社会学习理论中提出的自我效能感的概念,意思是个体对自身是否能成功应对特定情境的估价,是自己相信自己有能力应对的。广义地讲,自信本身就是一种积极性,自信是在自我评价上的积极态度。狭义地讲,自信是与积极密切相关的事情。自信是对自身能力和力量的确信,深信自己一定能做成某件事,实现所追求的目标。"深窥自己的心,而后发觉一切的奇迹在自己。"干部要注重培养良好的心理素质,坚定理想信念,增强自信心,做一个内心有光、有目标,有坚定的信念和顽强的意志的人;做一个内心有力量、有行动,有不认输的勇气和智慧的人;做一个内心有活力、有拼劲,自己跟自己过不去,自己给自己念紧箍咒,自己与自己斗争的人。

2.以聪慧的头脑设定可实现的小任务

"别离惊节换,聪慧与谁论?"聪慧意即聪明而有智慧,指干部在面临强大的环境和复杂多变的各类事件时,有着敏锐的判断、机智的思维及迅捷的反应。

从心理学的角度来说,做到聪慧第一是学会延迟。遇到事情先等一等、想一想,是非常有用的心理调适方式。第二是善于利用社会资源来帮助自己,使自己的心理得以成长。第三在认知方面来考虑,打断内心的批评,变愤怒为建设。任何情绪反应都是有功能与意义的,情绪是人类除认知以外更大的智慧,情绪反应就是人生当中很重要的一个智力资源。比如说:自己遇到恐惧的事了,那是自己缺乏安全感,自己需要安全感;自己如果紧张,那就是自己没有控制感,自己需要控制;如果自己变得愤怒了,那是自己害怕和担心;如果自己失望了,那就是自己需要得到关注,或者自己做出了成绩未被别人看到。

志须预定自远到,世事岂得终无成。自己给自己布置可实现的小任务就是要树立自知之明,深刻地了解自己的长短优缺,勇于挑战自己,完善自己,在自我完善中,不断调整自己的进度,努力实现自己布置的一个个小任务。学会客观评价自己,避免自我封闭,信任他人,并谦虚接受别人指出的不足。其实,不管对方是何等身份,对于我们来说,都是一面能反射出自我的镜子。同时,我们可选择有意识地扩大自己的社交圈,以得到更多人对我们的反馈。这样才能更全面、客观地认识和完善自我。就是神交古人,结交益友,通过对他们的认同来促进自我的成长。榜样的力量是无穷的,中外著名人物、全国英雄模范,以及身边的无数坚强乐观、奋斗不息的人都是值得我们学习的榜样。人生的意义在于追求,在于升华;在于带着明晰的目标坚持学习奋进,在于不放弃,在于实现一个又一个有意义的小任务。

3.自主训练耐挫力,以吃苦精神迎接新挑战

耐挫力是一种心理力量,是指当个体遇到挫折时能承受精神上的打击,能积极自主地摆脱困境并使其心理和行为免于失常的能力。耐挫力强,则可以化解挫折带来的影响,尽力克服困难,积极解决问题,创造性地完成任务,从而增进知识和才干,培养坚强的意志、克服困难的能力,形成积极向上、坚忍不拔的个性特征;耐挫力弱,则会消极悲观,丧失信心,失去前进的动力和目标,对个体发展产生消极的影响,形成不良的个性。耐挫力是以心理素质为基础的,古语"苦其心志、劳其筋骨、饿其体肤、空乏其身"也是耐挫力的一种体现。耐挫力训练可以从以下四个方面进行:一是调整认知,多角度看待问题和认识自己。二是调节情绪,以积极的心态看待一切。三是主动求助,拓展资源维护身心健康。

四是磨炼意志,参加竞赛活动征服挫折。干部要锤炼出的"敢于吃苦、乐于吃苦、善于吃苦、不忘吃苦"的精神、情怀和品格。苦累中蕴含着信念,体现着追求,彰显着价值。在工作中要提高心理素质以更好地应对挫折,做好迎接挫折的心理准备,理解挫折是人生的训练场并自觉地进行耐挫训练,明白人生就是一个不断经历挫折、不断成长的过程。

在期望与失望的战斗中,如果自己不怕任何艰难困苦,有大无畏的勇气与坚持不懈的毅力,胜利必属于期望。自我磨炼就是要付诸行动,即使是很小的改变或象征性的计划,也比停留在脑子里的计划要好一百倍。相信自己能成长、能改变,相信行动是改变自我、接近理想人格的最佳途径。欣然接受自己的身体、自己的心理与自己的各种社会角色,虽然追求完美能让人严格要求自己取得进步,可是过度的完美主义很可能给自己带来更大的压力与麻烦。我们无须追求"完美人格",只需拥有一个"完整人格"。这就需要我们客观认识自己,包容和接受自己;增强自己的优点,改正自己的"大"缺点,接受自己的"小"缺点并把它变成自己的特点。古人讲:"修其心、治其身,而后可以为政于天下。"我们应随时提醒自己只有顽强拼搏,咬牙坚持才有可能逆风行走,完成自己的使命。

三、降职：巴山楚水凄凉地，二十三年弃置身

❀ 心理叙事

坚忍奉献vs被"贬"

杨宗胜1930年加入由彭德怀元帅率领的红五军团，是彭德怀元帅最信任的战友。在革命战斗中，杨宗胜担任过红军359旅的会计部长，在冀中支队中担任要职，在抗日战争期间担任军需科科长。他精心策划和供应前线士兵充足的物资，为抗日战争的胜利提供了坚实的后勤支持。随着彭德怀元帅率领的红四方面军入川建立川陕根据地，他们面临着国民党敌军20万大军的围攻。在杨宗胜的卓越指挥下，他们取得了对敌军10万余人的巨大战果。

尽管杨宗胜拥有卓越的军事表现和贡献，他的升迁之路却充满了坎坷。在1955年，中国军队首次实行军衔制，而杨宗胜本应获得中将的军衔，以反映他的实际职责和贡献。但杨宗胜仅被评为比自己实际贡献低两级军衔的少将，这个突如其来的降职令他感到很是沮丧和失望。

然而，更令人意外的事情是，被授予少将的杨宗胜不久后军衔居然被降为大校，这使他感到更加失望。这一次的降职决定使他无法接受，因内心极度不平和不甘而一度病倒，他对这一降职感到难以承受。尽管他之前已经接受由中将变成少将，但再一次的降职对他的打击实在太大，也对他的军事生涯产生了重大影响。

在这个困难而痛苦的时刻，杨宗胜找到了他的老上级王震将军。王震将军鼓励他说："生气不如争气，你就跟我一起去建设新疆。"思虑再三，杨宗胜决定接受王震的建议，前往新疆参与该地的建设。

在新疆，杨宗胜担任了建设兵团副参谋长的职务，为新疆的农垦事业、工业生产和边疆安全做出了杰出贡献。他的坚忍和不屈不挠的品质，他的努力和军事智慧，他的牺牲和奉献精神再一次获得了认可，赢得了同事和领导的尊重。

✿ **心理解读**

上述案例中,杨宗胜从中将降到少将,再从少将降到大校,让他的心理难以承受,感到痛苦与不甘,但令人欣喜的是,他受到了王震将军的鼓励后,在坎坷和挫折面前选择了坚忍和毅力,选择了不屈不挠与奉献。降职就是降低职务,是一种任用方式和任用行为,也是一种人才资源的调配手段。一个人被降职,可能是因为个人工作失误或者违纪受到处分,也可能因为机构合并、不适宜担任现任职务等。降职可能是在同一单位,工作环境并没有发生变化,这是对干部内心是否足够强大的严峻考验。降职还有可能调任或调动到其他单位或者部门,这种情况较前面一种情况相对会好一点。首先,降职会对干部的政治生命和相关待遇产生很大的影响;其次会对其心理健康状态产生较大的影响,如可能会因为心理失衡而出现懈怠、自暴自弃、悲观、失落、伤感、怨恨等情绪。不管怎样,降职会给人带来深刻的心理影响,常见的心理表现有以下三种。

1.后悔心理

后悔心理是人们在日常生活中体验到的一种心理情绪,它常常伴随着某个事件或者情绪出现,人们或者没有意识到事态的重要性,因为自己的冲动做出了错误的事情而后悔,或者因为某个决策出现重大失误而懊悔,不论是哪一种悔意,都是现实状态与心理预期出现了较大差距的结果,也是人们自责自怨的一种表现形式。干部降职后,除后悔自己的所作所为,违规违纪,还有很大的后悔在于对家庭的忽视。平时因为工作忙应酬多而很少关注家庭,现在降职了被处理了,会很内疚没有给孩子做好榜样。干部可能在被降职后深刻体验到后悔的心理情绪,假如人生可以重来,他们一定会通过合法合规的途径去取得成功或避免灾害,一定会多一份对信念的坚定,对理想的坚持,对法律法规的敬畏。

2.埋怨心理

埋怨心理指因为事情不如意而对造成结果的人或事表示抱怨、不满和责备的情绪表现。当干部被降职后,很容易出现埋怨心理,一是表现为自己的期望没有达成而责怪自己或者责怪别人,这个期望包括对身边的人、事、物、环境等的期望。越大的期望没有达成就越失望,随之而来的抱怨也就越多。二是埋怨自己的自信或者行动力不足。自己有想做的事情,却因为自己信心不足或者行动力不够导致自己想了很多却一直没去做,然后开始抱怨自己什么都做不了。降职之前,自己早已经对事情发展的后果有过预想,也曾经后悔并且想要改变,可是自己可能由于内心不够坚定,存在侥幸心理;或者是自己身边有人影响自己做出正确的选择,自己若是未随波逐流听从他们的建议就会被孤立;又或者是自己迷失本心,对永无止境的欲望无法掌控。无论何种原因,自己开始抱怨自己,抱怨身边的人,甚至抱怨环境、抱怨别人对自己不宽容。

3."躺平"心态

"躺平"是指无论对方做出什么反应,内心都毫无波澜,对此不会有任何的反应或者反抗,表示出顺从心理。干部选择"躺平"主要是判断出自己很大概率无法得到想要的生活、再怎么努力也于事无补,便不似之前那样斗志昂扬,渴求成功了。从心理学的角度来说,这种状态其实也是一种习得性无助。习得性无助是美国心理学家马丁·塞利格曼提出的,指通过学习形成的一种对现实的无望和无可奈何的行为以及心理状态。体制内的干部被降职后的真实现状是"躺平"了一大半,对生活不再充满热情,需要花费很多时间才能缓过神来。有的人成为单位的透明人,有的除了无奈还是无奈,口头常挂着:"我还能怎么办?混日子混到退休吧。""躺平"心态看似代表着妥协和放弃,其实这是一种变向反抗的表现,就是用一种无所作为的方式去抗拒现在的生活环境或工作环境。

心理应对

干部被降职,尤其是因违纪而断崖式降职,基本宣告仕途的终结。这让曾经志满意得、风光无限的人有了深刻反思的好机会,更能体会世态炎凉,理解人生不易需珍惜,把危机转化为机遇。哲学家叔本华曾说过,人生就是充满苦难。如果自己懂得人生苦难的真相,就不会活在自己的臆想中。人生没有经历几次苦难,没见过几场风雨,那就不是生活。干部更需要"历经沧桑而锐气不减,千锤百炼而斗志更坚"。被降职的干部应该感到庆幸,终究是自己有所顾虑,未陷入贪婪的深渊被开除或入狱,还保留一份工作,有机会悔过自新,重新开始新的人生。这时,干部可全然接受降职的现实,原谅自己犯过的错误,从以下三个方面调整好心态。

1.低调隐忍

降职时,正好是反思自我的机会。人在顺境中修力,在逆境中修心。在逆境中成长和长智慧,进而未来更有力量。困境有多大,就需要多强大的冷静、沉着、低调和隐忍。低调、隐忍是深藏不露的智慧,在降职后你可以主动破冰,化解心结,总结过失,更加低调地努力工作。低调是为了慢慢储备自己的实力,让你可以蓄势待发,有充沛的精力去学习提升与锻炼。降职后需要调整自己的心态,对自己的目标规划做出短暂的妥协与调整,对生活有足够的包容,向周围的人学习,慢慢强大自己,让自己的努力都隐藏在黑暗中。降职后要学会隐忍,隐忍不是低头屈服,不是无所作为,不是甘于平庸,而是一种含蓄而又内敛的处事方式与做人方法。隐忍是一种谋略、一种气度、一种胸怀、一种品格、一种坚持、一份承担,是一种主动对生存环境的适应,是成大事者的必备素质。

2.自我塑造

在成长的关键时期,要学会用成长型思维塑造自己。人的思维有两种,成长型思维和固定型思维。拥有成长型思维模式的人认为,人的能力或才能是可以通过自身的努力、学习不断提升的。他们在面对成功时会更多地思考自己是因为什么能力获得提升或者有哪些收获,还有哪些可以通过努力和学习成长;面对失败时,会思考是哪里做得还不够,要如何改进才能成功,下次要更努力才行。拥有成长型思维模式的人在行为上表现为勇于面对挫折,承担责任,相信自己,且内心会认为自己通过学习还有提升的空间,还可以做得更好,因而会更谦虚。拥有固定型思维模式的人认为,人的能力或才能是固定不变的,家庭背景、教养方式以及出生时的天赋决定了人的聪明才智与成就。在面对成功时他们会认为是自己足够聪明,有天赋,所以成功了;而遇到失败时,又会自怨自艾,觉得是自己太笨了,常常把一件事情的失败变成定义自己的标签。他们认为聪明的人不需要努力,而自己努力就说明不聪明。拥有固定型思维模式的人的外在行为表现容易两极化,成功时容易骄傲、目中无人;失败时容易否定自己,认为自己一无是处,或者推卸责任。

从成长型思维和固定型思维这两种模式的对比可以看出,由于人们对能力的认知不同,产生了不同的行为,进而导致了不同的结果。成长型思维强调万事万物可以成长,思维是灵活积极的;而固定思维则是用固化的思维限制自己,认为自己一辈子都无法翻身,思维是僵化消极的。成长型思维是用经历训练与塑造自己,让自己在生活的历练中慢慢变得强大,真正的智慧来源于自己持续的训练,更来自自己内心的复盘与成长。只要学会从每次事件中都去反思它带给我们的礼物与营养,而不是从事件中去否定自己,我们就能从实践中一次次突破原有的自己,从而塑造一个新的思维、新的自己。

3.慎独豁达

"慎独"一词,出自秦汉之际儒家著作《礼记·中庸》一书:"莫见乎隐,莫显乎微,故君子慎其独也。"所谓慎独,就是自己无论在别人看得到还是看不到的时候,都能慎重行事;不论是在别人听得到还是听不到的时候,也能保持内心的清醒。慎独,是一场自我与全世界的对话,是一场自我与万事万物的对话,是一场自我与他人的对话,更是一场自我与灵魂的对话。慎独,本质上就是《大学》中所说的"诚其意,正其心",是对自我内心崇高道德律法的敬畏,是对本心本意的遵从。尊重自己,便能不断地自我觉察、自我反省、自我修正。曾子说过"吾日三省吾身",古人尚有完善自我的人生理想,现代人则更应见贤思齐,力争达到这种修身的境界。所谓豁达,是指心胸开阔,性格开朗,能容人容事。豁达是一种大度和宽容,是一种品格和美德,是一种乐观的豪爽,是一种博大的胸怀、洒脱的态度,也是人生中最高的境界之一。如果你是一个豁达的人,就可以做到能屈能伸,知进知退,经得起挫折失败。

四、弃用：垂头自惜千金骨，伏枥仍存万里心

心理叙事

穷则独善其身，达则兼善天下

刘备手下的大将中，马超是一个比较特别的人物。说他特别是有两个原因，一是在刘备手下的大将中，马超家庭出身最为显赫，他是东汉开国名将、伏波将军马援之后，属于东汉门阀士族"陇西马氏"。而关羽、张飞、黄忠、赵云，虽然都是名震三国的猛将，但都是草根出身。

马超的第二个特别之处，在于他曾是三国初期的诸侯之一，是五虎大将中唯一一个曾经自立山头的大军阀，地位一度可与刘备平起平坐，势力全盛之时，甚至超过刘备。而关张黄赵诸将，自始至终都是"打工一族"，都缺乏像马超那样的辉煌经历。单论个人军事才能，马超比起五虎将中的其他四人也是不遑多让。建安十六年，年轻气盛的马超毫不畏惧，出面联络当时的西凉军阀韩遂等人结成盟军，与实力强大的曹操开战。在渭水之战中，曹军在马超的攻击下差点儿全线崩溃，若非许褚舍命救主，连曹操都险些丧命。但最终因为双方实力悬殊，马超最终失败，走投无路之下被迫南下益州，投奔刘备。

按常理而言，三个政权之中，数刘备的综合实力最为薄弱，人才储备也最差。马超这样的军事人才来归，正在用人之际的刘备完全应该对马超委以重任，让其独当一面才对。但让人难以理解的是，马超到了刘备手下，只打了一仗就被永久弃用。刘备发起与曹操争夺汉中之战时，委派张飞带兵进攻武都、阴平二郡，马超担任他的副手。曹军方面派出大将曹洪、曹休迎战，张飞和马超遭到顽强阻击，一无所获退回益州。

马超参加本次作战后，就遭到刘备的彻底弃用，到死也再未上过战场。其实在此战之前，马超也从未获得过一次上阵出征的机会。为什么会出现这样的奇怪状况？马超归顺刘备之时，正是蜀汉对外扩张战争的高峰期，内外战争多如牛毛，刘备为何让马超这样的将才坐在后方吃闲饭？马超本来就是称霸一方、有着雄才大略的军阀，迫不得已才投靠刘备。但他之前先后投靠汉中军阀

张鲁、益州军阀刘璋,又两次背叛,其行为颇有反复无常的"三姓家奴"之嫌。后被彭羕视为策反目标,"谋反"这种事沾上就说不清,彭羕对马超说了一句话:"卿为其外,我为其内,天下不足定也。"所以刘备对马超的信任度从此大打折扣,不肯委以重任也就毫不奇怪了。

(资料来源:罗贯中.三国演义[M].北京:人民文学出版社,2019.)

🪷 心理解读

庄子有云:"知其不可奈何而安之若命。"上述情景中马超虽然有称霸一方、雄才大略的才能,但未能被刘备重用,其原因是内心不坚定,行为反复无常。作为优秀的军事人才,他迫于当时外部环境是一个方面,但说到底是缺乏担当和责任感,眼界不够高,格局不够大,心理素质不够强。

在本书中弃用是指原本在领导岗位上的干部不再担任领导职务,在某个位置闲置,既未退休,也未被委以重任;未撤职处分,不是信任提拔,也不是抛弃开除。在干部的成长过程中,弃用有点儿类似于"天花板"却又有所不同,弃用可能受多种因素的影响和制约,比如:机遇、社会资源、人际关系、工作起点、组织培养、家庭环境、自身素质及努力程度等。干部遭遇弃用,在情绪与行为上或多或少可能会有些不甘、难过、郁闷,导致工作积极性变弱的表现,严重的可能影响身心健康与社会功能。

1.满怀壮志未酬的遗憾与未被重视的委屈

"回首向来萧瑟处,归去,也无风雨也无晴。"(苏轼《定风波·莫听穿林打叶声》)干部大多事业心、责任心很强,具备强烈的进取心,希望有更多机会施展才华以及有所作为。弃用可能是由于领导职数、班子结构等因素的限制,也可能是因为任职年龄、专业能力等原因而被改任为非领导职务。这让一些身体健康、精力旺盛、业务能力强的干部内心非常委屈。尤其是50岁左右的干部,原本想趁着孩子读大学或者已经工作了,家庭负担轻了,自己正好全心干事业,可就在这样的好光景下却偏偏被弃用,让极个别干部充满了遗憾与委屈。想到史有姜太公八十为丞相,古有佘太君百岁可挂帅,而自己还未到退休年纪却不能再任职,因此而产生了无尽的遗憾。再看看自己身边,也有个别和自己年龄相仿的、身体状态可能还没有自己好的却仍在任职甚至还可能被提拔重用,自己身体健康、工作出色却被改任了非领导职务,因而内心感到很委屈。

2.不能很快适应"人走茶凉",进而自我否定

国内著名编辑范敬宜退位前曾作一首打油诗:"人走自然茶就凉,不凉反而不正常。只要留得真情在,纵然成冰又何妨?"干部在原单位不再担任领导职务或者调离原单位不再任职后,不能拥有原来的权力和待遇,会失去过去的人脉与社交。在现实生活中,当自己位居高位,春风得意之时交的朋友很多是对自己有所求的,存在利害关系的锁链,很难保证简单和纯粹。尤其是上下级间更是各有所求,在位时,自己会感受到来自管辖部门的热情欢迎与万般尊敬;当自己不再担任领导,原管辖部门会存在新的上下级压力与各类考核评比等,自然没有那么多时间照顾与"老领导"的关系,难免会人走茶凉,关注度变少。在位时门庭若市,退位后门可罗雀,导致不少干部都会感觉由云端高处跌落,怅然若失。有个别干部还会认为自己之所以不被重视有可能是自己没有处理好与上级领导的关系,或者认为自己能力太差不能胜任领导岗位的工作,再加上外界的相对冷落让自己觉得很没有面子,害怕别人瞧不上自己,觉得自己混得太差劲了,甚至还有可能会变得一蹶不振。

3.出现抑郁、烦躁情绪和职业倦怠

有个别干部认为自己之所以从领导职务改任非领导职务,是由于个人之间的恩怨是非,领导不信任自己或者是别有用心的人在背后搞"小动作",变得牢骚满腹、迁怒于人,甚至不分场合发泄自己的愤怒。自己明明身体健壮、精力旺盛加上经验丰富,家庭负担减轻,但突然不被重用而无所事事,无法体现自己的价值,因此很容易胡思乱想,情绪烦躁或情绪低落、易悲易怒,对前途感到无望,对周围的人、事、物漠不关心,严重的可能出现自杀的念头。也有个别干部由于未预料到的弃用会带来较大的压力,心理容易挫败,感到心情烦闷、郁郁寡欢,做事情缺乏热情、丧失斗志,甚至出现悲观、痛苦和绝望的心境状态。这种由于个体不能顺利应对工作变化带来的压力,对工作提不起兴趣,身心疲劳,伴随着长时期压力体验下而产生的情感、态度和行为的衰竭状态就是职业倦怠。有研究表明,职业倦怠与工作自主性、责任心和工作心理成熟度都有关系。工作自主性和责任心强,工作心理成熟度高,则职业倦怠弱。

✼ 心理应对

康熙曾在大觉寺御笔："无去来处,动静等观。"意思是说忘了自己从哪里来,也不知道将往哪里去。这句话劝诫世人不要留恋过去,也不要奢望将来,只需牢牢把握当下。明告世人一动一静皆是宇宙常法,不可畸轻畸重有违自然之理。庄子言："独与天地精神往来而不傲倪于万物,不谴是非,以与世俗处。"干部被弃用时,可以从以下三个方面提升心理能量。

1.自省、面对与放下

"吾日三省吾身""行有不得者皆反求诸己""见贤思齐焉,见不贤而内自省也"……自古以来,先贤在修身养性、练达自身等方面,都十分重视自省的力量。当自己不再担任领导职务后,唯有自省,方可更加克己谨慎,不断反思审视自身的过失,真正去纠正错误、解决问题,避免小过失发展成大错误。通过自我反省,正视自己的闪光处和不足,看到自己的得到与失去,面对能让自己偶尔躁动不安的心变得宁静;经过静心梳理自己与人事物之间的联系,让自己卸下担子,好好照顾自己的身体、大脑和精神,确信自己吃得好、睡得好和锻炼好。可以重新培养一个能让自己发现不同色彩的爱好,或者拾起曾经的兴趣爱好,去做一些以前想做但没有时间去做的事情。也可以花点儿时间去感受自己身体的感觉,问问自己内心努力拼搏这么多年有什么话想和自己说。人生太短,万物都是时间里的过客,只要自己奋斗过、收获过、努力过,也就无怨无悔。从某种意义上讲,干部其实都是人生旅途的佼佼者、成功者,到一定时刻便可将过去的荣辱丢在一边,放弃对职位的不舍,慢慢便是一念放下,万般自然。任尔东西南北风,我自岿然不动。顺应自然是学会努力之后的放下,更是一种对待生活最高级的智慧。

2.适应、顺应与改变

适应原指生物种群经过自然选择后,在生理或行为等层面得到适合在特定环境生存的特征。这里的适应特指心理适应,是指干部的各种个性特征互相配合,能够很好地适应周围环境的能力。一个人能否尽快地适应新环境,能否处理好复杂、重大或危急等特殊情况,与他的心理适应性高低有很直接的关系。干部可通过调整认知,守得安静,知晓进退,选择读书、学习或者休年假旅行等方式来提升自己的视野和见识,从思想上认识到弃用只是一种任用方式和任用行为,也是一种人才资源调配手段,目的是合理使用干部,充分发挥各类干部的作用,为单位的各个职位选择配备适宜的人才,更有利于推进工作和促进发展。弃用不是一种行政处分,也不是一种惩戒手段。干部不一定只有在领导岗位上才能够施展才华、有所作为,实际上在非领导岗位上同样可以发挥专长、成就事业。干部可以选择主动从狭小的管理世界中走出来,重新给自己定位。通过读书去见自己,见天地,见众生。唯有如此,干部才能对人性认识得更深刻,对世界与自然规律了解得更通达,自己也就更加懂得世界的丰富与多元。干部要善于自我改变,并在改变中学会跟环境言和,跟挫折相拥,跟一切的风雨坎坷和苦难笑着聊聊天。

干部被弃用后能够做到岿然不动,坚持正见,顺应潮流与乐观面对现实,渡过难关是极为不容易的。人生在世不如意的事情十有八九,干部要做的不是对遭遇的事情撒手不管,而是面对每一件事都秉着虔诚和努力去做。

梁启超说:"变则通,通则久。"要想避免因势头和计较而带来的苦楚,要学会放下心中毫无意义的执拗,让自己的心随着外界环境的变化而变化,懂得灵活变通。即使境遇由于外在因素发生改变,干部通过自身的努力无法改变生存状态,仍然可以通过自己的精神力量调节自己的心理感受,尽量使其处于最佳状态。遇到不公,善于保持沉默;遇到坎坷,会自我改变;遇到幸福,会安静享受。保持冷静与理智,在沉默中学会笑纳生活的苦涩,更能在这个过程中学会坚强和隐忍。安静享受幸福,安静自我救赎和治愈,又能安静消化不公,以无畏的勇气改变能改变的一切,以平静的心灵接受不能改变的所有,这种有所为,有所不为的人生态度,就是干部内心充满力量的最佳表现。

3.乐观、学习与成长

乐观是一种积极向上的人生态度,是遍观世上人、事、物,皆觉快然而自足的持久性心境。乐观与人的思维方式有关系,人们面对每一个挑战时,总是会告诉自己:我是可以的,我是有经验的,我一直以来都能够很好地应对困难,这次也可以想出解决办法来。自己总是积极主动地面对挑战,每克服一个困难自己便更加幸福! 自己总是笑对生活,欣赏与感恩那些让自己的生活变好的人,乐意选择与和自己价值观相近的人在一起。

《说文解字》释义，"学，觉悟也"，现在理解为"明白"；"习，数飞也"，理解为通过重复的练习达到一种熟练、熟习的状态。当我们有意识地集中精力做正确的动作来学习新东西时，就会引导自己的大脑去建立自己想要的联系。"一个人的高度，靠的是思考力；一个人的长度，靠的是行动力；一个人的宽度，靠的是学习力。"这句话就说得很好。

神经科学领域研究发现：大脑终生具有可塑性。正常状态下，只要我们通过一定期限与一定强度的阅读、学习新的技能和进行认知训练后，就可以提升自己的学习能力、改变自己的大脑结构。所以说，"终身学习"是有道理的。例如，关于大脑的可塑性有四个有趣的发现，一是通过为期三个月的"三个球"杂耍游戏训练后发现，被试的大脑负责视觉运动区的灰质（主要是胞体和树突）体积会显著增加；二是通过两到三年的阅读训练之后，大脑负责阅读区域的白质神经纤维束显著增多；三是通过两小时学习用新的词汇对颜色方块重新命名，大脑负责颜色加工的V2/3区域灰质体积显著增加；四是通过认知训练，一定程度上能有效促进大脑功能重组和知识迁移，并缓解焦虑。需要注意的是，训练过于单一或者过度训练都会导致信息过度固化，阻碍知识的灵活运用和迁移。

第五章　生活方式与心理健康

内容简介

　　生活方式与心理健康息息相关,健康的生活方式能减少人们的患病风险,延长寿命。广义的生活方式是指人们一切生活活动的典型方式和特征的总和,包括劳动生活、消费生活和精神生活(如政治生活、文化生活、宗教生活)等。狭义的生活方式指个人及其家庭日常生活的活动方式,包括衣、食、住、行以及闲暇时间的利用等。健康的生活方式包括合理膳食、适量运动、戒烟限酒和心理平衡四个方面。合理膳食是为了满足人体的营养需求,达到全面、合理与均衡状态;适量运动是时间要适度、强度要适量和方式要适合个人的身体状况;烟对身体没有任何好处,要求戒掉,适量饮酒可改善生活质量、促使血液循环,而过量饮酒则会增加患疾病的风险;心理平衡重在调节心态,使其维持在健康水平。本章将从饮食益心、艺术养心、运动健心三个方面来阐明生活方式对心理健康的影响。

一、饮食益心:莫笑农家腊酒浑,丰年留客足鸡豚

心理叙事

纵口固快一时,积久必为灾害

薛Q在2019年6月下旬突感腹部疼痛,当时经病理报告分析确诊为肝细胞癌,这让刚当上公司董事长才四十岁的他难以接受。他由刚当上董事长的兴奋激动状态一下变得非常痛苦,情绪非常低落,无可奈何的他只好做了肝脏切除手术,却没料到这只是命运给他开的第一个玩笑。2023年11月,他又出现了便血的症状,经肠镜去活检,病理提示结肠乳头状腺癌。命运给他开了第二个玩笑,他再次陷入深渊,几乎绝望了,不过通过一段时间的住院治疗后他的病情基本稳定。不知薛Q是得罪了上天还是亏待了命运,命运给他开了第三个玩笑,"癌"这个魔鬼再次附体他的肺部,仿佛他是专门为"癌"创造了一个适宜生长的优质环境,他无比绝望、痛不欲生。

薛Q自己及其家人朋友都觉得不能理解,他饮食规律,不抽烟,不喝酒,只是平时喝茶比较多,生活质量也较高,怎么就糊里糊涂患癌呢?

是啊,薛Q到底是什么特殊的身体,才会在短短几年的时间里前后出现三种不同的癌症,而且并不存在癌细胞的转移?

经过调查分析,薛Q家族中先后有五人患癌,其余四人有三人确诊肝癌,一人确诊喉癌。如果说是家庭遗传,但令人疑惑的是,薛Q的哥哥是其父母抱养的儿子,与薛Q并无血缘关系也患了癌。后来进一步对薛Q的生活习惯和生活环境进行调查发现,薛Q出生在川北阆中,特别喜欢吃酸菜,无论是煮粥,还是蒸米饭,或者是煮面条,都离不开酸菜,有直接掺煮的,也有煎炒的,吃法很多,无餐不吃。据说他的祖祖辈辈都会做酸菜,也喜欢吃。只是家族中成员大多性格较孤僻,不善社交且遇事爱钻牛角尖。薛Q大学毕业后被分配到县糖酒公司,仍然有吃酸菜的癖好。

也许,就是在不良的饮食习惯和生活环境的作用下,才导致了薛Q的不幸。

后来主治医生给他提供了一个饮食方案。第一是立即停止食用酸菜,避免

吃海鲜、豆制品、啤酒、动物肝脏等。第二是合理配置牛奶、小米粥、猪肚炖苦菇汤、番茄汁面、苦瓜皮泡水以及绿色蔬菜、水果、坚果等。第三是保持情绪的稳定和积极的心态。同时保证三餐规律,少吃高盐高脂肪的食物。

通过半年饮食习惯的调整,奇迹发生,薛Q的癌细胞消失了。

心理解读

上述案例中薛Q尤其喜欢吃酸菜,导致身体多次出现癌变。酸菜原本是我国传统的美食之一,东北腌制的大白菜是很多东北人从小吃到大的美食。四川的酸菜鱼也是名菜。酸菜中含有大量亚硝胺类化合物,进入人体后遇到适当条件可在胃肠道内合成为致癌物亚硝胺。少量食用酸菜可以促进肠道蠕动、增加食欲。酸菜也富含膳食纤维,具有预防便秘和肠炎的作用。所以,偶尔食用酸菜是没有问题的,但如果长期、大量食用则易造成人体维生素C缺乏,增加发生高血压的风险,还会诱发痛风性关节炎、结石,影响黏膜系统,增加肾脏负担,胃肠炎症和溃疡的发病率也较高。严重的则患胃癌、肠癌、肝癌、肺癌、食管癌等,影响人的身心健康和寿命。

饮食是指吃喝饮品以及食品,人们通过进食和饮水实现身体和外界的物质交换,进行新陈代谢,保持生命的活力。饮食不仅受到环境的影响,还会受到家庭教养模式、情绪、认知能力与人格发展等的影响。

1.环境会对健康饮食产生影响

长久以来,不同地域环境的人饮食习惯就不一样,菜系种类、饮酒文化、烹调、口味与饮食方式等均有很大差异,性格也不相同。就如喝汤,南方人喝的汤是一个菜,福建一带在饭前、饮酒前喝汤。再看北方人,一年四季早晚都喝汤。南方人喜甜食,北方人喜稍微咸一点儿的食物,且南方人与北方人性格也不相同。上述故事中的薛Q之所以如此喜食酸菜,与其生长的地域环境有关,更与其家庭环境有关。他的家族成员长期偏好酸菜,其父母的饮食行为、饮食习惯、生活行为与是否懂得营养常识等都有一定影响。有研究发现,民主型家庭有利于健康饮食行为的形成。薛Q父母如果重视健康饮食,保证食材新鲜、搭配合理和注重营养均衡,薛Q就能够从童年开始习得科学的饮食习惯、饮食行为与饮食偏好,这足以说明家庭环境及父母的饮食偏好与饮食习惯会影响下一代。

此外,家庭环境中家庭成员之间的关系是否亲密和谐,共同进食人员之间是否有信任感,就餐时能否轻松表达自己的想法和感觉,进食的心情是否愉悦等也会对身心健康产生影响。

2.饮食与情绪状态关系密切

有关研究显示,食物中包含的某些化学元素会改变血液中的神经递质浓度,进而调节忧郁、焦虑、恐惧、愤怒等情绪状态。当人食入碳水化合物(谷类、薯类、根茎类蔬菜和豆类)后,血管收缩素"5-羟色胺"[①]会在大脑中不断增加,让人情绪稳定与乐观,改善人的精神状况。含糖量高的食物对忧郁、紧张和易怒行为有缓解作用;喜欢吃油腻食物的人更容易发脾气、愤怒和焦虑;新鲜香蕉中含有帮助大脑产生"5-羟色胺"的物质,让人心情变得安宁、快活。另外,富含维生素C的新鲜水果与蔬菜有助于减轻压力、消除精神障碍,使人的心情得以好转;食用钙、铁有助于克服紧张、焦躁状态;富含维生素B的食物对缓解心情不佳、沮丧、抑郁状态亦有明显的效果。B族维生素类有一种烟酸能减轻焦虑、疲倦、失眠及头痛症状。心理学家辛西娅·博尔对500多份病历进行过分析,发现缺乏安全感的人喜欢雪糕和蛋奶冻等甜食与软绵绵的食品;情绪紧张的人喜欢油炸土豆片等高盐松脆食品;吃填满肚子的大块食物会减轻孤单感。有研究表明,当膳食中碳水化合物过多时,会转化成脂肪贮存于身体内,使人过于肥胖而导致各类疾病如高血脂、糖尿病等。

3.饮食对人格与认知能力有影响

有研究表明,胆固醇低的饮食会导致人格问题,诱发自伤、自杀与谋杀等行为。调节食物营养组成在一定程度上可改变性格,如性格不稳定、心神不宁者有可能与长期缺钙有关;而性格暴躁、易怒、易激动者可能与缺乏钙和维生素B有关;做事情虎头蛇尾者可能缺乏维生素A和维生素C。美国心理学家夏乌斯博士在《饮食·犯罪·不正当行为》一书中提过一个乖僻少年,他小时候多动,难以管教,11岁时曾因涉嫌犯罪被法院传讯。少年的父母听从营养学家的建议进行食物控制治疗,控制糖类食物后其性格有明显好转。另外,饮食还能影响认

---

① 5-羟色胺又名血清素,是中枢神经系统一种重要的抑制性神经递质,是一种快乐激素。主要分布于松果体和下丘脑,可以参与一些睡眠节律的调节、体温的调节以及痛觉的传递等生理功能的调节。

知能力,食用有害食物可能会损伤认知功能,而多吃富含蛋白质、糖类和维生素的食物可增强记忆力和加快反应速度。

在我国浩如烟海的经典著作中,曾多处论述饮食和心理情志的严密辩证关系。如《黄帝内经》有云:"上古之人……食饮有节,起居有常,不妄作劳,故能形与神俱,而尽终其天年。"《礼记·礼运》有云:"夫礼之初,始诸饮食。"爱因斯坦、休谟和牛顿等学者,都从哲学思辨和理性探索的角度,告诉我们要慎重选择饮食,从心理和精神上努力照顾自己,才能活出生命的意义。曾国藩也说过:今惟有日日静养,节嗜欲、慎饮食、寡思虑而已。

❈ 心理应对

为了保持健康,饮食的养料不仅分量要有节制,而且质料也要清淡。不健康的饮食行为可能影响干部的情绪状态、认知能力和人格发展。食物,是大自然的恩赐,好的食物还可以成全我们对事物一系列的审美享受——观其形,悦其色,品其香,度其意,赏其味,享其程。据说消化系统是人类的"第二大脑",是人类神经系统中最重要的部分,它自然会对人的大脑产生影响。大脑的活动能量来源于健康的身体,而身体能量来源于饮食,所以说饮食会影响健康,继而影响神经系统的功能。

1.平衡膳食给身体充足的营养,让心安居

饮食除维持身体健康需要外,在心理健康以及保持幸福感上也有重要作用。人们可以通过平衡膳食进行调节,给身体提供均衡合理充足的营养成分,为心灵构建一个安居之所。

(1)食物的种类要多样

食物需要适当搭配,满足人们对能量及各种营养素的需求。比如每一天的膳食应注重动物性食物和植物性食物搭配,做到粗细混食、荤素混食,构成多样化,各种营养素品种齐全、比例适当,更好地为人体提供必需的热能和各种营养素。

(2)饮食的结构要合理

饮食安排要适当,不能饥一顿饱一顿。因为不合理的饮食结构会影响人们的身体健康,也会影响大脑,而大脑的功能很大程度上会影响我们的工作、学习、情绪调节、人际交往等。所以,饮食种类的合理搭配、营养及结构会间接影响人的心理健康。

2.清淡饮食给身体健康加分,为心护航

清淡饮食指的是少油、少糖、少盐、不辛辣的饮食,尽量保持比较清淡的口味对身心更有好处。从营养学角度来看,清淡饮食最能体现食物的真味,最大程度地保存食物的营养成分。夏乌斯博士在《饮食·犯罪·不正当行为》一书中证明,调节食物营养组成也能相当程度地改变犯罪人群的性格,比如孤僻自闭性格、感情匮乏怕交际者,这类人多属于神经质兼冷漠,故宜多饮用蜂蜜加果汁,并可饮用少量的酒;还有易怒易暴躁、攻击性强的人多缺乏钙和维生素B,可以多吃些含有钙质的食品等。

有研究表明,食用油腻食物会影响大脑中某些化学物质的产生,从而使人情绪不稳定。少吃加工食品和糖,对保持健康、强壮和聪明非常重要。当人们能有效地保持血糖水平均匀时,就不会感到那么紧张和焦虑。清淡饮食还可以降低身体负担,预防疾病和提高寿命。清淡的饮食对那些有高血压、糖尿病和心脏病的人来说是绝对必需的。它可以让我们身体的很多器官没那么快老化,还能使我们的性格更加稳定、性情更加温和。

3.食用早餐给大脑提供养分,助心赋能

饮食除与健康密切相关外,与智力也有很大的关系。一个人身体越健康,大脑神经系统的功能活动也会越好。早餐是人们必不可少的大脑燃料。经过一夜的休息,人体内储存的糖原(又称肝糖或糖元)需要及时补充,血糖浓度低于正常值则会出现饥饿感,降低大脑的兴奋性,使人的反应变得迟钝,注意力也不能集中。

曾有人对医科大学的住校生做过实验,对早餐吃葡萄糖的学生和不吃葡萄糖的学生的成绩进行比较,早餐摄入足够量的葡萄糖的学生,成绩相当好。血液中葡萄糖含量增高,记忆力也会相应提高。不吃早饭会影响大脑的血液和营养供给,继而影响上午的工作效率。所以,如果不吃早餐,或者早餐的质和量不够都容易引起能量和营养素的不足,降低一上午的工作或学习效率。

有句话说得好:想抓住一个人的心就要先抓住他的胃。在工作与生活中,行动是表达爱的最好方式,如果自己爱家人,就好好地做顿营养早餐,然后享受

和家人一起吃早餐的幸福吧!让营养丰富的膳食开启自己美好的一天。当然,自己若是一个人,那更要好好关怀自我,因为只有爱自己、照顾好自己,才更有能力、精力去照顾和爱别人。

4.控酒饮茶为身体添彩,静心活血

俗话说:小饮怡情,酗酒伤身。酒精对中枢神经系统有镇静作用,会降低大脑的血清素水平;酒精还会通过抑制神经系统增强焦虑感,并因此而引起易怒和疲劳。每天根据自身的条件少量饮酒对身体有好处,长期酗酒会杀死脑细胞,降低大脑的认知功能,给人带来短期和长期学习新东西和记忆方面的问题。喝酒太多,轻者由于高级神经系统大脑皮层受抑制,低级神经中枢失去控制,表现为兴高采烈、口若悬河、滔滔不绝,其辨别力、注意力、记忆力和洞察力变得迟钝,做事效率大大降低。

如果长期或大量饮酒可能导致酒精中毒性精神障碍,会对中枢神经系统造成损害,导致精神症状。酒精中毒性精神障碍分为急性和慢性两类。急性酒精中毒性精神障碍,即通常所谓的"发酒疯";另一种急性酒精中毒引起的精神障碍称为病理性醉酒,即小量的酒就引起严重的精神症状,表现为意识模糊,有强烈的兴奋性和攻击行为,或可出现片段的幻觉和妄想,持续数分钟和数小时不等。慢性酒精中毒时的精神障碍是长期饮酒引起的中枢神经系统严重受损。

有人说:茶是儒,是仁、义、礼、智、信;茶是道,是乐天知足的自我心灵安慰;茶是和,充满着怡情温柔、至善至美;茶是静,充满着清淡天和,养精蓄锐。交往中喝茶能沟通人际关系,达到互敬、互爱、互助的目的,从而创造出一种尊卑有序、上下和谐的理想社会环境。生活中喝茶是一种精神上的享受,也是一种修身养性,更是一种健康和养生。

茶是人类最理想、最健康的饮料,合理饮茶,有良好的旷心怡神、四体同泰的"悦志"功效。茶叶中的茶多酚能抑制自由基的释放,控制癌细胞的增殖。在不同季节针对不同体质选择合适的茶,可以缓解身体不适,达到放松身心和减压的效果。如:绿茶中含有一种叫作茶氨酸的物质,能够放松大脑,减少焦虑感。缬草茶睡前饮用可以减轻紧张感,具有缓解焦虑情绪以及治疗失眠症的作用。唐代文人卢仝写下了闻名于世、脍炙人口的"七碗茶诗"——《走笔谢孟谏议寄新茶》,对饮茶的妙处做了淋漓尽致的描写:"一碗喉吻润,两碗破孤闷。三碗搜枯肠,唯有文字五千卷。四碗发轻汗,平生不平事,尽向毛孔散。五碗肌骨清,六碗通仙灵。七碗吃不得也,惟觉两腋习习清风生。"这里需要提醒的是,"物无美恶,过犹不及"。饮茶虽好,却也讲究喝好茶,喝淡茶为宜。万事万物,格物明理,心有敬畏,行有所止,方为智慧。

已有相当多的证据表明营养对心理健康的重要性,饮食和营养会影响人们的心理健康。改善心理健康和幸福感的三个关键的饮食原则,一是饮食中要包括主要的五彩水果和蔬菜;二是饮食中要包括一些鱼类,特别是那些富含多元不饱和脂肪酸的鱼油,如鲑鱼;三是饮食中要避免摄入过量的卡路里。伦敦大学的研究团队在《分子精神病学》杂志上发表了一项研究结果,证明地中海饮食(指有利于健康的,简单、清淡以及富含营养的饮食)可以降低患抑郁症的风险。

二、艺术养心：岁月变迁未可知，艺术追求万古流

❀ 心理叙事

生命短暂，艺术恒久

张某，1967年出生于偏僻农村，个子不高，走路像飘，家中老大，有一妹妹和弟弟，弟弟在中学时因病去世。其父亲在外地工作，长年不在家；母亲务农，比较惧怕父亲，遇到事情常采取回避模式。

张某性格内向、心思细腻而善良，有责任心、乐于助人，喜爱文学，不善表现自己。当他从一个基层技术员成为单位办公室主任时，已接近40岁。此前，眼看很多比他年龄小的、工作能力比他弱的人通过各种渠道得到提拔重用，很多人为他鸣不平，觉得他的才华与付出未被看到。他也曾失落，也曾想换工作，也曾有过焦虑和失眠，终究因家里有老有小和妻子没有正式工作而选择坚守在待遇和稳定性相对较好的国企。

张某曾在一篇散文中写道："我用身体啃着猪蹄，用心眺望着诗和远方；猪蹄的美味和着诗的韵律翩翩起舞。身体被猪蹄满足，灵魂为诗歌孕育新的格调。"张某坚持勤奋工作并利用业余时间写作，每年都有大量文学作品在报刊及网站上发表，后被推选为一地区作家协会副主席，圈内同行都称他为猪蹄诗人。每当心情郁闷时，他便看书，唐诗宋词、古典文学作品、现代文学作品……只要有空闲，他就会选择在舒适迷人的书吧、环境幽雅的咖啡厅阅读和创作。压力越大，情绪越是低落，他越是坚持写作，把自己的情绪情感都通过文学作品进行表达。他出版了几本诗集，也写过几部小说，还有作品被拍摄成了电视剧。

46岁那年，张某机缘巧合被任命为某集团副总经理。任职期间，他把部门业绩翻了几番，所有员工都认为张某应该得到提拔，而且凭他的工作能力与为人应该在更高的位置上才匹配！49岁时，他调任该集团总经理。无论在任何工作岗位上，张某都坚持自己的业余爱好，阅读、听音乐、创作，让自己保持一份良好的心态以面对各种艰难困苦。

🪷 心理解读

欲立艺者,先立人。真正的艺术是启人心智、滋养身心和灵魂的,是一种从灵魂深处透露出来的气息,让男人魅力四射,让女人韵味无穷。艺术可以照亮自己,浸润他人。本案例中张某心态较平和,有稳定的兴趣爱好,通过激活自己身体的每一个细胞,将自己对生活的热爱通过文学作品释放出来,以艺术熏陶自己,以作品表达自己。行走在创造之路上,展示其新的风景线,进行心灵对话,达到新的、美的境界。享受岁月安好,静看庭前花开花落,宠辱不惊。在工作与生活中,即使有迷茫、无奈、忧伤,一切也都将成为过往,进而坚持深耕不辍,最终收获进取,照亮自己,浸润他人!

1.艺术养心,提升人的气质与风度

艺术家通常具有独立的人格、丰富的情感、良好的修养、独特的气质和突出的审美能力。对艺术的热爱将随着生命的沉淀与丰富的生活积累融入灵魂,使人们在认知与情感、言行举止中表现出区别于他人的独特魅力。对事物独到的见解、丰富的想象力、超常的艺术思维活动能力、精湛的艺术技巧和表现才能都散发着文化涵养与艺术气质相结合的光芒,展示出个体不凡的气度。当陶醉在某个艺术情景中时,人们的心灵就正在享受浸润与疗愈,人们的精神气质就仿佛是创造艺术作品的润色剂,使艺术作品散发绚丽的色彩,相融的场景就是一件令人赏心悦目的艺术品。莫泊桑说:"艺术家独特的气质,会使他所描绘的事物带上某种符合于他的思想的本质的特殊色彩和独特风格。"古人讲"画如其人",实际上除指人品与画品之间的关系,还指作者的修养与作品之间的关系。艺术作品就是艺术家的某种人格外化,是其个人精神的一种存在方式。喜爱艺术的人,会自带长期浸染诗文书画的风度。

2.艺术养生,提高人的生活品质

这里的养"生"是指生命的滋养与生活的品质,喜欢诗文、书画的人,更加在意生命的质量与人生价值的体现。艺术家向来长寿者居多,一是因为艺术创作可以健身,在专注于艺术创作时需要有强健的身体为保障;二是艺术家的心态好,大多时间都聚焦在自己在意的艺术品上,享受艺术品带给自己的满足感与幸福感。在生活中,金钱与权势取代不了用心生活散发出的独特韵味。艺术家居住的地方,通常都很有生活的品位与格调,充满美、艺术情调与生活的温暖。满心满目喜爱艺术的人,可以没有钱,但不能没有诗文、书画与艺术作品;可以没有权,但不能没有生活的品位和灵魂的贵气。

3.艺术养才,提升人的智慧与才干

艺术家本身是具有智慧的人,艺术创作是智慧的结晶。智慧是生命所具有的基于生理和心理器官的一种高级创造思维能力,包含对自然与人文的感知、记忆、理解、分析、判断、升华等所有能力。才干是指才能、办事的能力。从事艺术创作的人,更加善于学习与创新,孜孜以求,具备成长型思维,追求艺术能有质的飞跃。浸过诗文书画的人,不会一成不变,而是长时间的修炼,对各种知识的综合和深度学习。真正喜欢艺术的人,一定可以经得起诱惑、耐得住寂寞,为生命添彩,令生命富有意义。艺术是经岁月积淀、饱经沧桑的人生精华,而艺术作品是艺术家对生命的感悟与创见,无处不体现人们的智慧与才干。

心理应对

亚里士多德早在2000多年前,就已经认识到闲暇时间的管理对于个体幸福和城邦和平的重要性,他认为一个人的闲暇时间越多,越需要其智慧、节制和正义。罗素强调,明智用闲是对人类文明的最后考验。随着生产力的发展和人均寿命的延长,闲暇时间在人的生命历程中所占比重越来越大。艺术,是富有创造性的语言、方式、方法及事物。艺术在传统上包括以下种类:文学艺术(如诗歌、戏剧、小说等)、视觉艺术(如绘画、素描、雕塑等)、图文设计、造型艺术(如雕塑、造型等)、装饰艺术(如马赛克等)、表演艺术(如戏剧、舞蹈、音乐等)。艺术可以通过捕捉与挖掘、感受与分析、整合与运用(形体的组合过程、生物的生命过程、故事的发展过程)等方式呈现个体对客观或主观对象进行感知、意识、思维、操作、表达等活动的过程。

艺术欣赏能满足人们审美的需求,是人精神生活的需要,经常欣赏艺术有助于心理保健。世界各地的人们都喜欢欣赏与创作艺术品,因为这是一个非常鼓舞人心和放松的活动。正因为艺术对人的心理健康有很好的促进作用,下面从艺术与心理的角度给大家推荐四种艺术养心法。

1.音乐润心

音乐是一门独立的艺术,是审美的、独特的、激励的与治愈的。音乐润心主要是通过欣赏音乐、创造音乐、演奏音乐、随着音乐舞动和通过歌唱表达自己情绪情感等方式来滋养心灵、调节心理状态。古代就已经发现了音乐对人心性的微妙影响,欧阳修在《送杨寘序》中说:"予尝有幽忧之疾,退而闲居,不能治也。既而学琴于友人孙道滋,受宫声数引,久而乐之,不知其疾之在体也。"北京社会心理研究所张刃的《音乐治疗》谈到了"聆听技术、歌曲技术、器乐即兴演奏技术、音乐形意律动技术和音乐心理剧技术"对适用人群的治疗作用。

建议干部在悲伤时尽量不要听悲伤的曲子,愤怒时也尽量不要选择太过于激昂的曲子。通过音乐行为,经历音乐体验,干部能够达到消除心理障碍,恢复或增进身心健康的目的;通过听音乐,可以调动自己思维的记忆、联想、想象等因素,去感受作者的情感,达到共鸣。让情绪在音乐情态的诱发中获得释放与宣泄,使积极的情绪强化、消极的情绪减少或者消除。通过音乐调节将原有的消极状态转化为积极情态,缓解躯体的应激状态,解除心理扭曲和紧张,创造自我治愈的机会。长期有效、适度、适时地与合适的音乐为伴可以解除人们不良的身心反应,陶冶性情,改变性格和情趣。

2.绘画调心

绘画调心与专业绘画有所不同,简单一点儿的方法就是随意拿一张 A4 纸,用笔(能用有颜色的蜡笔或者水彩笔更佳)在纸上胡乱涂鸦。绘画调心更多可采取欣赏绘画作品、参加绘画投射测验(此测验需要专业人士指导)或者去学习某种绘画技法等。绘画治疗本身也是心理健康疏导和心理治疗常用的方法之一,人们在漫无目的的涂鸦或者轻松自在的绘画创作过程中,通过使用各种不同的绘画工具和不同的色彩,将潜意识内潜藏、压抑的感情与冲突呈现出来,也能够在心灵上、情感上、思想上,将自己的消极情绪与负面能量很好地释放出来。绘画调心能够解压、宣泄情绪、调整情绪和心态、修复心灵上的创伤、填补内心世界的空白,让人获得满足感、成就感、自信心,从而提升心理健康水平。

绘画调心法适合自己内心有些困惑但不愿意让更多人知道,也不想与身边的人说得太多的时候使用。可以使用此方法的一些活动包括绘画、摄影、雕刻和拼贴,干部可以在不使用语言文字的情况下尽情表达自己,将孤独、寂寞、混乱的心与不解的感受导入可视、可感、清晰、有趣的状态。这个方法使用方便，不受环境、场地和人数的限制，在办公室也可以随时拿一张A4纸胡乱涂画；可以去绘画室或者展览馆欣赏绘画作品；可以在家里用蜡笔、水彩笔或者颜料自由涂玩。当个体专注于自己的艺术作品及其创作时，便没有担忧、恐惧、烦恼和焦虑的余地。那一刻重要的是在自己面前的空白纸张或画布，等待自己划清界限并将自己的想法变成杰作。它为心灵提供了一个完美的暂时休憩、回避、展现与升华的途径，让有点儿累、有点儿焦躁、也有点儿寂寥的心可以好好放松一段时间。绘画创作可以为那些不愿意口头讨论问题和感到恐惧的人提供积极影响。

3.写作舒心

写作舒心不是指自己一定要进行文学创作，而是指自己可以采取欣赏文学作品、朗诵文学作品、记录生活和工作中的小确幸（见表5-1）、自由书写、创作文学作品等方式来愉悦自己。文学能揭穿黑暗，迎接光明，使人们抛弃卑鄙和浅薄，趋向高尚和精神。写作疗法也是一种心理治疗方法，借助书写活动进行。除朗诵外，其他写作调节法都可以不用说话，通过语言功能与语境功能发挥作用，抒发自己的情感，以达到调节情绪、缓解压力的作用。这个调节法需要很强的洞察力、自省力和自律能力，需要有正视自己问题的觉察能力和进行自我反省的能力。

表5-1 生活和工作中的小确幸记录卡

序号	日期	生活和工作中的小确幸	心情
例1	中秋节	电话响了，接听后发现是刚才想念的人	幸福、愉悦
例2	4月8日	打算买的东西恰好降价了	幸运、开心

4."沙盘"疗心

这里的"沙盘"与"心理沙盘"略有区别,主要是指自己可以对身边的物品进行随意调整、再布局或者在专业人士的陪同下参加心理沙盘的体验、治疗。选择一个相对空闲一点儿的时间重新调整布置家里的家具摆设、对办公室的布局进行整理、重新摆放各类物品及专门去心理咨询中心体验沙盘游戏或者创造属于自己的沙盘。这个方法对于富有想象力和创造性的人很适用,运用沙具无言的表达,可以帮助自己整理思路,调节情绪。沙盘治疗是国际上很流行的心理治疗方法,在很多中小学、大学和成年人的心理辅导室也深受欢迎。沙盘在各个大型心理咨询机构均有配置,创造沙盘的过程可以唤起童心,找到回归心灵的途径,进而让个别身心失调、社会适应不良、人格发展障碍等问题在沙盘中得以化解。心理沙盘可以让干部在咨询师的陪伴与关注下,用触觉、视觉、听觉和嗅觉将自己内在的想法、意象、感觉变成物质的形式呈现出来,使心灵得到充实与发展,心理得到治愈与转化。心理沙盘能触及情感的核心,即心理情结,还能触及深不可测的集体无意识领域,即各种心理原型。

艺术本就具备独特性与创造性等特征,欣赏艺术、热爱艺术能陶冶人的情操,增强人的审美能力,达到修心养性的目的。创造艺术作品时,可以让心情变得平静和放松。无论是文学、绘画、音乐,还是舞蹈、戏剧和电影等,抽时间去参加与此相关的每一项活动都有益于自己的心理健康;每一种方式都可以达到温暖心灵的作用,让自己感觉到一种不可思议的平静、美好和愉悦。一旦人们擅长音乐、文学或绘画,人们就会对自己以非言语方式表达自己的观点和为自己有更大的勇气创造新的作品感到满意。在创作艺术品时,人们的大脑得到了新的锻炼,大脑的不同部分同时产生了不同的脑化学物质,也能提高解决问题的能力。

三、运动健心：流水不腐，户枢不蠹，动也

⚙ 心理叙事

生命在于运动

董事长总是喜欢溜达去健身房，东瞧瞧西看看，好像是在寻找什么秘密。多年以前，企业效益还不怎么好的时候，董事长就力排众议，同意工会建设健身场所并且每年都举行运动会。有人说，是因为工会主席知道董事长喜欢运动，专门投其所好提出的方案。只要董事长高兴，花点儿钱算得了什么。

后来组织部门透露了一个信息，干部选拔过程中，董事长非常喜欢在运动会中观察并选拔人才。董事长也时常在各种场合表明自己为什么喜欢在运动会中选拔干部，他说：第一，热爱运动的人不仅身体健康，情绪相对更稳定。第二，参加运动会能看出大家心理素质的高低。第三，在运动会比赛中，能够选拔到有团队精神、有智慧、决策力强的人才。所以，健身房、运动场都是观察一个人品性与素质的好场所。

事实上也的确如此，一起分配来公司的八个大学生，一年后成了两个阵营。一个阵营喜欢踢足球、泡健身房；另外一个阵营的则喜欢宅在寝室打游戏、上网，除了上班，成天足不出户。参加运动会时，差别体现出来了，喜欢运动的阵营不仅在比赛中表现突出、工作业绩也更突出，有一名年轻人直接晋升为业务主管，还有两名被评为年度先进。而不喜欢运动的阵营参加运动会时体力与精神都欠佳，也更缺乏果敢、合作、拼搏与担当精神，业绩平平，活力不足，得过且过，不求上进。

董事长自己也深有体会，在他当董事长以前得了一场重病，健康受到了沉重打击，消极情绪缠绕着他，觉得生命的奋斗毫无意义，产生了强烈的厌世情结，感觉有些抑郁状态了。领导对他的这种状态极为担忧，三番五次找他谈心，但他总是反复无常地出现情绪低落，时常陷入消极情绪无法自拔。后来，他听说长期伏案工作的人适合打羽毛球，便每周都会约上朋友一起去两三次（每次2小时），在朋友的带动下更为专注地投入打羽毛球等运动中，球技进步神速，在

迎新春羽毛球比赛中还代表企业队获得中年组双打冠军,这让他更加热爱运动了。在单位上,他也组织全体职工举行趣味运动会。不出一个月,情况发生了逆转,他的身体状态出乎意料地好起来。身体好了,心情好了,干起工作来风风火火,每天工作到深夜都还精神抖擞,工作表现突出的他直到升任董事长这个岗位,他永远都忘不了运动带来的丰功伟绩。所以在他看来,一个高度自律和自觉、热爱运动、重视身心健康的人一定是可以严于律己、善于创新、能够做出业绩的人。从此,运动场不仅成了他疗休之所,也成了他选人用人的一个面试场所。

心理解读

运动是一切生命的源泉,能使大脑血液供应充足,处于适度兴奋状态,可以改善身体素质,让我们拥有更充沛的能量、更饱满的精神。健心运动也称健心体育,是指那些疲惫、陷入健康困境的人开始静下心来,去寻找丢失了的生命的意义,寻找属于自己的健心方式、快乐体验时运用的各种手段或措施。健心能带来可贵的东西是一切失而复得的健康心态和饱满的状态,可让干部从抑郁变得心境愉悦,从神经衰弱到活力满满,从担心失眠到安心入眠,从周身疲惫到精力旺盛。本故事中的董事长经历一场重病产生抑郁情绪后,坚持运动得到了较好的改善。由此可以看出,运动与人的情绪、压力、认知存在紧密的联系。

1.运动与情绪

有研究表明,经常参加适合自己的运动能够有效促进身体健康和增强体质,缓解压力,提升整体情绪与专注力,提高睡眠质量,让记忆力更敏锐,甚至可以延长寿命。运动是一种自然有效的抗焦虑疗法,它通过释放内啡肽来缓解紧张和压力,增强身心活力,增强幸福感。任何能让自己行动起来的东西都能帮上忙,并且如果专注其中不去胡思乱想,会得到更大的好处。哈佛大学公共卫生学院进行的一项研究发现,每天跑步15分钟或步行1小时可降低26%患抑郁症的风险。运动可以像抗抑郁药一样有效治疗轻中度抑郁症还没有副作用,坚持锻炼可以防止抑郁症复发。最重要的是,它能促进大脑的各种变化,包括神经生长、炎症减少等;它可以释放内啡肽,增加多巴胺和血清素等化学物质,使人精神振奋、感觉良好，能稳定情绪和缓解焦虑。多巴胺能传递兴奋及开心的信息，而血清素是能产生愉悦情绪的信使。最后，锻炼还可以分散注意力，使人找到一些安静的时间来打破那些导致抑郁的消极想法的循环。

2.运动与压力

大家平时有注意到压力大时自己身体的感觉吗？有时肌肉可能会紧张，尤其是面部、颈部和肩部，会导致背部、颈部或头部疼痛；有时候也可能会感到呼吸困难、心慌胸闷或肌肉疼挛；还可能会出现翻来覆去睡不着觉、胃部不适、腹泻或尿频等问题。当我们感受到自己的身体会因为压力超过自己所能承受的范围，自己又没有更好的方法去面对时则可能会出现这些身体不适，对身体症状的担心和不适反过来会演变成更大的压力，让自己担心、烦躁、焦虑不安。适度的运动是化解压力的好方法，它能很好地放松肌肉，缓解身体的紧张。有研究表明，通过关注自己的身体和锻炼时的感觉，关注关节和肌肉的感觉，人们的锻炼水平得到提高，可以帮助神经系统"脱钩"，应激性生活事件对个体的不良影响会逐渐下降。

3.运动与认知

定期锻炼可以提高注意力、动力和记忆力，起到改变认知的作用。科学实验表明，运动可以促进神经元的增生，有效刺激新的脑细胞的生长，让大脑的神经网络更丰富，从而增强记忆力，提高学习效率。经常适度运动还有助于防止与年龄相关的衰退，让个体集中精神，拥有更敏锐的记忆和思维。运动还可以培养自我价值感，增强自尊心。当个体把运动当作一种习惯，同时获得身边人的支持与鼓励时，反过来又能促使自己坚持锻炼，增强自律能力，让自己更强大。运动让人们睡眠更好，精神状态更佳，体型更棒，这样人们对自己的外表感觉也会变得更好，从而获得一种成就感。这时，自己的身体各项功能更好，自信心更强，与其他人的关系也会更好，眼中的世界一定也会更美。

✵ 心理应对

以自然之道，养自然之身。"天行健，君子以自强不息。"（《周易·乾卦·象传》）运动是为了促进或保持身体健康而进行的有计划、有组织、反复的肢体活动，运动强调体质和心理的双重建设，可提高人的身体素质和心理素质，提升人的意志力、抗挫折能力及心理韧性。体育运动是在人类发展过程中逐步开展起来的有意识地培养自己身体素质的各种活动,包括各种走、跑、跳、投以及舞蹈等多种形式的身体活动,这些活动就是人们通常所说的身体练习过程。体育运动可以激发身体产生多种生物活性物质,能够滋养、维护和改善心理状况。需要提醒的是:只有适当强度的运动才有利于大脑可塑性的发展,而高强度的运动会对大脑造成一定损伤。

1.以保健为主的健心运动缓解不良情绪

保健为主的健心运动主要是指诸如步行、跑步、远足、骑车、打太极、做健心操、踢毽子、游泳、面壁蹲墙、自我按摩、做手指操等运动。这类运动具有"健身"和"养生"的作用,还可以调节情绪,缓解压力。研究者们发现,在运动时,人体会产生多巴胺、血清素和去甲肾上腺素,这些重要的神经传导物质能够提升专注力。运动不仅对心理状态,如焦虑、抑郁和紧张等有影响,还能改变大脑的可塑性(脑重量、皮质厚度、大脑沟回面积、神经元数量等),能够延缓老年人大脑可塑性下降的速度,影响其结构及功能的可塑性。以保健为主的健心运动对于绝大多数人来说都是很适合的,可以让人们更好地发挥大脑机能,预防心脑血管疾病,可以有效地增强人体呼吸机能,对于预防骨折问题有好处;可以有效控制体重,促进消化;可以保持肌肉正常地进行运动,调节神经的关系;还可以让皮肤变得更加柔软、有光泽,也可以让四肢更协调。所以说,只要身体正常,不虚弱,那么个体就可以进行保健运动。

2.以互动为主的健心运动促进人际交往

"欲练英雄志,须明胜负多。"(李隆基《观拔河俗戏》)以互动为主的健心运动主要是指篮球、羽毛球、网球、乒乓球、摔跤、足球、格斗、排球、趣味活动等运动,这些运动需要与人互动,或需要与他人协调配合、团结合作才能够完成。以互动性为主的健心运动参与度高、互动性强、趣味性强,对体育技能要求低,有些趣味运动项目简单有趣、动作滑稽和搞笑,很容易使人放下心理包袱、打破心理防线,因此也更容易融入团队,增进感情。以互动为主的健心运动就活动本身而言,需要团队协作、技能、谋略和运气,同时也需要依靠一定的体能进行竞争性的玩耍。一般运动项目都有明确的规则,需要参与各方在竞技运动中遵守一定的秩序。人们可以利用业余时间参加一些需要互动的运动项目,也可以邀约一些朋友一起去打球。通过运动既加强了与朋友的联系，又增强了体质。干部还可以时常组织单位员工在节日里集体搞一些趣味活动，设置一些相互支持、鼓励、合作的项目，放松心情，增进团队成员的感情。所以说，以互动为主的健心运动既可以锻炼身体，促进人际交往与合作，形成集体意识，还能够促进心理健康。

3.以观赏为主的健心运动提升自信

以观赏为主的健心运动包括花样游泳、艺术体操、舞蹈、健美操、跳水、沙滩排球、翻筋斗、平衡木、高低杠等。人们可能只是偶尔在影视节目里观看到这类运动项目，就足以令人赏心悦目，心旷神怡。以观赏为主的健心运动有艺术感、魅力无穷，以展现艺术美为目标。很多项目还需要配上悠扬律动的音乐，穿上漂亮的服饰，展现轻盈柔软的身体之美，既是一场比赛，更是一场视觉盛宴。干部可以选择当观众欣赏，也可以自己学习参与到运动项目中。干部自身如果会这些运动项目，本身就会令很多人刮目相看，经常训练后形成的优美的体形、独特的形象气质对提升自我效能感，欣赏与悦纳自己，拥有良好的心情有很大的作用。

4.以探险为主的健心运动挑战自我

以探险为主的健心运动包括登山、攀岩、悬崖速降、皮划艇、潜水、帆船、定向运动等。以探险为主的健心运动惊险刺激，存在很大的危险，特别具有挑战性，对身体素质、技巧性、灵活性、勇敢性和冒险性的要求比较高。探险运动大多属于极限运动项目，没有经过专业训练的人不建议运用这些方法，如果确实想去体验，可选择在专业人士的陪伴指导、保证安全的情况下去尝试。这些项目对于拥抱自然，挑战自我，寻求刺激，形成勇敢、胆识与气魄等有一定的促进作用。

所有运动项目对人都有一定的作用，可促进血液循环，增强心肺功能，提高抗病能力，保持健康与活力。在选择运动项目时，干部首先要以自己身体适合为主，其次考虑自己喜爱的项目，选择中等活动强度，以能感受到锻炼的乐趣为目的，每次活动时间控制在30分钟左右比较合适，坚持每周锻炼3次或3次以上。每周共150分钟锻炼时间，即使是短暂的运动也会让机体的情绪高涨起来。运动可以有效帮助干部塑造强健的体魄，保持优美的体形，形成有效的人际互动与良好的心态。体育运动是一种行之有效的心理治疗方法,可以减缓或消除焦虑、抑郁类心理疾病。

加拿大皇后大学临床心理学专业的阿达姆希南先生发表了一个实验结果,表明通过运动,人们对于事物的看法和感知均会变得积极乐观。运动对于抑郁症的治疗也相当有效。杜克大学的布鲁门先生做过抑郁症患者的运动实验:在监督指导下每周进行3次行走或慢跑30分钟(不包括10分钟的热身运动和5分钟的缓和运动),强度为其有氧运动能力的70%~80%。实验证明,运动在治疗抑郁方面的确有效,且能持续维持。持续运动的人,抑郁症复发的比例很低。最后温馨提醒,运动虽好,切勿贪强,运动时请一定要根据自己的年龄和身体状况选择适合自己的运动项目与运动强度。

第六章　生理与心理健康

内容简介

　　现代有关医学和心理学的研究表明,人的生理健康与心理健康息息相关。生理是心理的物质基础,心理反作用于生理,它们互相联系、互相影响、互相制约。生理健康与心理健康就犹如大地与楼房,生理健康是大地,心理健康是建筑在大地之上的建筑物,前者决定了后者的性质、外观和发展趋势,后者反作用于前者,影响前者的变化和发展。良好的心理状态能促进生理的健康,不良的心理状态则会破坏生理状态的平衡,同样,生理机能的异常状态也会导致心理的变化,甚至引发各种疾病。

　　当今社会的高速发展,人们普遍进入了亚健康状态,世界卫生组织把亚健康作为21世纪人类健康的头号杀手,并宣称21世纪的人类将进入心理疾患时代。干部们也不例外,他们承担着繁重的工作,协调处理各种复杂的人际关系,承受着来自社会、单位、家庭的重负和压力,这些重压一定程度上导致干部生理功能、大脑功能的减退和身体素质变差。要保证干部身体的全面健康,就一定要充分把握和处理好二者之间的关系。本章将从干部的慢性疾病、睡眠障碍、疼痛等三个方面来阐述干部的生理与心理健康。

一、慢性疾病：万里悲秋常作客，百年多病独登台

◎ 心理叙事

越来越严重的糖尿病

某机关干部李局长，今年53岁，已有4年高血压病史，去年体检时又被检查出患有糖尿病。他听说糖尿病无法根治，随着年龄的增长还会出现许多并发症影响身体各个器官……身体上出现的这项慢性疾病，加上工作的繁忙杂乱，让他内心日益焦灼烦躁。为了控制血压和血糖，日常饮食中他刻意对很多食物都进行了把控，不敢吃，不想吃，甚至一测血糖就害怕。最近两个月血糖控制得不佳，让他的情绪愈发糟糕。李局长想到自己的努力没起作用，总会不由自主地联想到各种不好的后果，茶不思，饭不香，节假日也越来越不想外出活动，甚至感觉工作没有意思，对自己也越来越没有信心，结果血糖也越发不受控制了。

✿ 心理解读

本案例中李局长为什么血糖越发不受控制了呢？他不幸查出的糖尿病，也被称为"富贵病"，是慢性病的一种。他只要遵从医嘱，积极进行药物治疗、控制饮食和合理运动，就能够保持血糖平稳，减少并发症的发生，有利于维护身体健康。然而，生理疾病给李局长带来了焦虑不安，甚至让他产生不愿与人接触的抑郁倾向，心理恐慌无形中加重了病情。

"形者神之体，神者形之用；无神则形不可活，无形则神无以生。"（范缜《神灭论》）其中神是形体的主宰者。对此，我国医学典籍《黄帝内经》中也早有论述："心者，君主之官，神明出焉。"心与身是统一体，两者互相影响，而心又是主导方面。对于外界环境因素的刺激，人的心与身是作为一个整体来反映的，它们互相联系、相互制约、交互影响。

什么是慢性病呢？慢性病不是特指某种疾病，而是对一类起病隐匿，病程长且病程迁延不愈的慢性非传染性疾病的总称，包括心脑血管疾病、糖尿病、恶性肿瘤、慢性阻塞性肺部疾病、精神病性疾病等等。目前研究人员通过研究发

现,慢性疾病患者由于长期受疾病影响,在日常生活、社交、工作和心态方面都会受到影响,并产生较大的心理压力,这个时候就需要密切关注其心理健康。

1.慢性疾病患者的生理和心理表现

(1)生理表现

头痛、眩晕、耳鸣、麻木及紧张性、暗示性、抑郁性和焦虑性疼痛;疲劳、乏力、失眠、活动时气短、出汗、腰酸腿疼、心悸、心律不齐等。

(2)心理表现

慢性病人容易产生否认、回避、屈服、自责、焦虑、抑郁等情绪反应。否认与回避是最初出现的反应,此外,由于担心疾病造成的痛苦和死亡,担心可能的并发症及复发,担心疾病对工作与生活造成极大影响,焦虑也是慢性疾病确诊之后常见的反应。抑郁出现的时间较晚一些,但会在整个病程中反复出现,当患者长期感觉到自己拥有的资源无法有效应对疾病时,就可能陷入抑郁。

2.干部身心健康状态的特点

(1)工作生活"三多三少"

会议多,常常练坐功;事务多,工作压力大;熬夜多,咖啡烟为伴;锻炼少,事务多繁重;沟通少,有事自己扛;陪伴少,孤独无人晓。

(2)不良生活方式危害大

吸烟的危害:减损寿命,导致多种疾病;不良饮食的危害:导致消化道疾病,损害心血管系统;睡眠不好的危害:精神萎靡不振,脾气暴躁,食欲不振,甚至可能导致神经衰弱;长期久坐:腰椎间盘突出;"三高"以及工作压力超负荷导致脑出血、心源性疾病日益增多。

(3)情绪问题影响远

一是常年压抑(胆固醇升高)。如果干部常年处于慢性压抑之中,血液中的葡萄糖和脂肪酸都会升高,患糖尿病与心脏病的风险自然也就大了。另外,压力还会使人体胆固醇水平上升,也会更易诱发心血管疾病。二是沮丧(放大疼痛感)。当人处于沮丧、悲痛和冷漠状态时,体内的复合胺就会降低。复合胺能调节人对疼痛的感知能力,这也是为何45%有沮丧倾向的病人会有种种疼痛不适感的原因。三是嫉妒(混合三种坏情绪)。嫉妒是害怕、担心和愤怒等情感的混合体,这三种情感会使人的负面情绪一触即发。妒火大发的人通常会血压升高、心跳加快、肾上腺素分泌增多、免疫力变弱、焦虑甚至失眠。四是50岁后发怒(伤"心"提高5倍)。如果在对抗中压抑自己的怒气,其死于心脏病、中风的风险会高两倍。怒火爆发之时,由于肾上腺素水平突然大幅增高,血压升高、心率加快,对超过50岁的人来说突发心脏病或中风的概率会高出5倍。

心理应对

慢性疾病患者是出现情绪心理问题的高危人群,比如糖尿病患者抑郁症的患病率在10%~15%,远高于正常人群。而不良的情绪和应对方式又会对疾病的控制带来负面的影响,因此慢性疾病患者可以从以下三个方面来积极应对。

1.树立正确的信念

(1)接受现实

尽管患病事实残酷,但情绪平稳后,面对改变不了的事实,接受现实,内心承认和认同自己是病人显得尤为重要。干部应放下过去,着眼于未来如何应对这种疾病和如何更好地生活。

(2)避免苛责

患者确诊慢性疾病后,一个普遍的想法就是该疾病某种程度上是别人的错造成的。此时,患者必须远离这种想法,因为它可能造成愤怒、自责、怨恨、悲伤等负面情绪不停地在脑中重复,从而加大患抑郁症的风险。责备自己或他人并不会治愈疾病。接受意味着意识到现在这种状况已经成为既定事实,而且是无法更改的。相反,应尽快调整自己的生活以应对这种情况。干部可能会比其他人更难以接受自己的病情,这很正常,但重要的是面对现实,想办法应对自己的疾病,纠结于一个无法改变的事实对自己有害无益。

(3)确认感受

面对慢性病时,干部可能会感到悲伤、愤怒和困惑,这很正常,要允许自己暂时有这样的情绪存在。但这些情绪可能对自己的心理健康有害,所以要找到应对这些情绪的途径和方法。

也许干部对患有慢性病感到愤怒,对需要别人的帮助感到愤怒,对不得不接受看似永无止境的治疗感到愤怒。当遇到改变自己生活的疾病的时候,自己确实可以愤怒,然而重要的是要考虑这种愤怒的力量如何使用,是任由愤怒带来更多的负面情绪而怨天尤人,自暴自弃,埋怨一切?还是用愤怒的力量制造动力改善自己的健康水平和家人的生活质量?为自己的情绪找到健康的发泄方法和途径,对心理健康很有帮助。

(4)提升价值

变得心理有韧性并避免抑郁的第一步是学习将自己视为一个有价值的人。"你很重要。"这可能是干部每天都需要重复提醒自己的事情。

虽然人们从网络、其他人或其他渠道得到了许多有关患病的负面信息,这些信息让自己感觉很不好,但自己需要知道的是——自己仍然很重要,自己仍然有很大价值。

研究者对患有慢性疾病的人做了一些调查,发现有些人即使在被诊断出患有疾病后仍然取得了惊人的成绩,例如霍金、海伦·凯勒、贝多芬……这仅仅是其中几个例子,如果继续搜索,能列出一长串的名单。

如果干部觉得自己的病很重,那对比霍金如何?如果觉得自己的疾病会影响自己的工作,那对比失聪的音乐家贝多芬如何?试着列出关于自己的所有优秀品质,自己拥有的特殊技能,自己引以为傲的东西,自己得意的事,无论大小的成就。把这个单子放在手边,如果开始觉得自己被悲伤吞没了,可以把它拿出来提醒自己:自己绝大多数的优秀品质是疾病所不能影响的。

(5)使用积极语言

语言是自己在内心如何看待自己的表现,自己用怎样的语言评价自己,对于干部如何看待自己很重要。即便干部习惯用谦虚的话来评价自己,这个时候也不要用贬低性的话来评价自己,而是以积极的态度重新组织语言评价自己:"虽然有些不方便,但工作生活没问题,干起活来照样杠杠的。"

2.自我保健

(1)生活巧安排

为每天都排满计划可以避免自己产生消极思想,帮助自己将注意力集中在未来上。当生活中排满了积极的事情时,干部将很少有时间专注于自己的状况并感到抑郁。干部可以安排每天要完成的小任务,尽量是自己喜欢的、可以轻松完成并帮助自己获得成就感,保持情绪正常可以缓解和预防抑郁症。

（2）运动助快乐

身心健康跟许多方面都有联系。当自己无精打采地坐着无所事事时，更有可能感到抑郁。相比之下，锻炼是对抗抑郁的非常重要的方法。活跃时，身体会释放"快乐激素"（内啡肽和多巴胺），使人感到更快乐并增强自尊心。

（3）助人常喜乐

正确看待自己的状况并感到快乐的好方法之一就是帮助别人。通过改善别人的生活，自己可能会重新找回快乐。

（4）日记来宣泄

定期写日记给我们提供了一个健康的发泄途径，我们可以在其中表达和管理自己的感觉、情绪等。这是一个有用的策略，在管理焦虑、减少压力、应对消极情绪和监测心理状况方面有积极的作用。发泄自己的情感和情绪是自我照顾的关键，而写日记是一个不错的选择。

（5）冥想来训练

正念冥想是关注当下的方法，可以帮助人们调整对自己经历的想法和感受。正念可以帮助人们减轻压力和焦虑。

3.寻找支持善求助

（1）积极认知强内心

干部要尽可能多地了解自己的状况。有效应对疾病和预防抑郁症的方法之一就是消除自己对疾病的恐惧。知识可以使自己感觉更有力量并能控制局势。人们通常会害怕自己不了解的事情，因此，更多地了解自己的状况可以帮助自己冷静下来，更能控制自己，控制局势，并增加积极的想法。干部还可以在家人和朋友中找到安慰。与他人相处会使我们感到快乐，并对我们的处境产生积极影响。陪伴自己的家人很重要，同时这也为维护我们的心理健康带来积极的效果。拥有良好的人际关系，将有助于减轻压力感、孤立感、无助感，并帮助我们变得更容易预防和应对抑郁症。

（2）养养宠物来陪伴

宠物是爱和陪伴最好的来源之一。当干部面对慢性病时，毛茸茸的朋友可能是最好的陪伴。

（3）专业帮助会寻求

如果干部无法控制自己的情绪或没有动力去照顾自己或自己的卫生状况，则需要勇于寻求帮助。患有慢性疾病时，绝望、悲伤、愤怒的感觉很常见，但是如果它们开始影响干部的日常工作，则应寻求专业帮助。医生可以给人们最专业的帮助，还能给人们的生活许多积极的建议。

二、睡眠障碍：无奈夜长人不寐，数声和月到帘栊

⚙ 心理叙事

自经丧乱少睡眠，长夜沾湿何由彻

每年3月21日是世界睡眠日。可惜就在2010年"世界睡眠日"——"良好睡眠，健康人生"的前一天，J市政协51岁的副主席甄L被邻居发现在其家附近一棵树上自缢身亡，经警方调查排除他杀。据了解，甄L于2008年任J市市长助理，并前往四川省汶川地震灾区负责对口援建工作，援建结束后被任命为J市委员会统战部部长；2010年1月，被选举为J市政协副主席。J市有关方面称，他生前曾长期失眠，患有严重抑郁症。此前，广东省某检察院检察长刘X跳楼身亡。据警方称，刘X当时也曾严重失眠，疑因健康原因引发精神焦虑而自杀。

近年来，干部自杀问题引起了社会的极大关注。由于干部身份的特殊性以及目前社会对于干部廉洁自律的高度关注，因此干部自杀往往也会引发社会各界的关注和质疑，相关部门和家属也面临巨大的社会压力。但从实际情况来看，干部并非都是畏罪自杀，其中由于长期失眠导致继发性抑郁症而自杀是一个突出的问题，值得我们高度重视！其实干部也是人，他们也会失眠，但由于干部身份的特殊性，他们在工作中要比我们普通老百姓承受更大的压力，原国家安全生产监督管理总局局长李N曾对媒体坦陈心迹："天不怕、地不怕，就怕半夜来电话。"李N这句简短的话语，正吻合时下多数干部的心态。但由于他们身份的特殊性以及社会对于精神心理疾病患者的歧视，让他们在求医的时候面临"有病不敢医"的窘况。

🪷 心理解读

长期失眠，干部宁愿服用安眠药，也不愿接受专业的心理治疗；既不轻易向家人倾诉，也很少和同事吐露心声，很难找到排解不良情绪的有效出口；担心影响自身晋升，刻意隐瞒病情，"心病"日益严重……当下，少数干部由于工作压力大、晋升困难等多种原因，出现睡眠、情绪障碍，身体莫名疼痛和消化道功能紊

乱,甚至产生焦虑、抑郁等心理问题。在这种超负荷工作的情况下,一些干部就会处于持久压力应激状态,可能产生工作倦怠感、主动性减退、自我评价低等感受,个别严重者甚至认为死亡才是最终归宿。

一名优秀的干部肩上的担子不轻。老百姓因为一点儿小事引起纠纷了,干部需要关心,让下属好好调解;老百姓觉得生活过得不尽如人意了,干部要想方设法地为百姓谋福利等,这些都是干部应该尽到的义务和责任。除此之外,干部"肚子里能跑火车",要团结自己的群众共同为自己美好的生活奋斗;干部要"大人不记小人过"……

干部有时需要委屈一下自己,化作下属肚子里的蛔虫,设身处地了解对方的心理和观念……官场的特殊性、官员自身的完美主义倾向、在工作中力求精益求精、内向不服输等因素都会让其承受巨大的心理压力,如果面对压力的时候采取一味忍受的方式,无人倾诉,无处发泄,会导致太多的事情积郁于心,长期下去,就会影响干部的睡眠,失眠现象就自然而然地发生了。因此,干部或多或少都存在失眠问题。

专家表示,干部在关心体察民情时也应该适当地关心关心自己的健康,尤其是睡眠问题,要是干部们的身体垮了,也就没有人来为百姓好好谋福利了,百姓在平日里也应该体谅干部们工作的压力和辛苦,老百姓的理解与认可有助于他们拥有一个健康的睡眠。

什么是睡眠障碍呢?根据国际精神疾病分类与诊断标准(ICD-10),睡眠障碍有以下特征。

(1)睡眠质量差

包括入睡困难、睡眠不深、易醒、多梦、早醒、醒后不易再睡,醒后感到不适、无满足感、疲乏或白天困倦等。

(2)失眠频率高

患者每星期失眠3次以上,持续1个月以上,即可诊断为失眠性睡眠障碍。

(3)程度严重

失眠会引起显著的苦恼或精神活动效率下降,或妨碍社会功能。主要表现为:疲劳和全身不适,注意力不集中,记忆力减退,学习工作和社交能力下降,情绪波动或易激惹,兴趣、精力减退,工作中错误倾向增加,紧张、头痛头晕。

（4）不是任何一种躯体疾病或精神障碍症状的一部分

当干部出现睡眠障碍时，一定要主动找专业机构寻求帮助。有研究显示，70%以上的失眠与心理因素有关，所以要真正解决失眠问题，对于绝大多数病人而言需要进行心理干预和家庭干预，不能简单地服用安眠药，应该给予综合性干预，包括没有成瘾性的安眠药物，采用音乐治疗、康复理疗、运动治疗等。睡眠障碍只要规范治疗、科学用药，最后都可以康复，干部也能重新走上工作岗位，发挥带领作用。

✖ 心理应对

睡眠障碍是一种常见的精神心理障碍，由许多复杂因素引起，那么干部要怎样预防和治疗睡眠障碍呢？已经出现睡眠障碍的时候，干部首先要觉察自己"失眠难以入睡"的信号，寻求专业医疗机构和心理机构的帮助，及时就诊，通过心理治疗、药物治疗、物理治疗和综合治疗进行改善。其次要建立良好的睡眠习惯，营造舒适的睡眠环境，改变对睡眠的错误认知以及对失眠的非理性的观念和态度，培养对失眠的耐受性，不要过度关注睡眠。通过禁止日间小睡来增加夜晚睡眠的驱动力；通过睡眠限制，缩短夜间睡眠的卧床时间，增加睡眠的连续性。最后通过放松治疗降低睡眠时的紧张和过度的警觉，直面失眠所引起的恐惧和焦虑、抑郁并治疗原发疾病，可以采用音乐疗法等、催眠疗法等。除此之外，最重要的是干部应在平时的生活和工作中进行以下调节，做好预防和调理。

1.作息有规律

建立有规律的一日生活制度，保持人的正常"睡—醒"节律。遵循有规律的睡眠时间表，每天同一时间上床，同一时间起床，周末亦如此。维持合适的睡眠环境，营造一个安静、清洁、舒适的环境，卧室保持黑暗，室内温度不宜过冷或过热，湿度不宜过高或过低，睡前开窗通风，让室内空气清新，氧气充足。

2.午睡养养神

干部虽然工作繁忙，也要意识到睡眠的重要性。中午小憩一会儿，既能缓解疲劳，也能提高工作效率，但时间不要太长，15～30分钟就足够了。深度睡眠是人恢复体力和能量最好的阶段，午睡哪怕只有几分钟都是一个深睡状态。

3.膳食有营养

干部要注意规律饮食,按时吃饭,不要暴饮暴食。饮食宜清淡,少食辛辣、煎炒、油炸、烈酒等不易消化和刺激性食物,多食水果、蔬菜和纤维性食物,多饮水。

4.入睡有技巧

(1)心理暗示法

上床后熄灯躺下仰卧,先做3~5次深呼吸,然后想象在黑暗中有一个不太亮的白点,并集中注意力控制这一想象中的白点进行缓慢的圆周运动50次,再换成缓慢地勾画五星轨迹50次。如果感到睡意改变不大,则重复上述意念运动程序数次,然后再进行两次深呼吸,并对自己进行一次暗示:"我已经睡着了。"这样就可以起到良好的诱导入睡的效果。

(2)闭目入静法

上床之后,先合上双眼,然后微微睁开一条缝,保持与外界有些接触。此时,精神活动仍在运作,然而,交感神经活动的张力已大大下降,可诱导人体渐渐进入睡眼蒙眬状态。

(3)鸣天鼓法

上床后,仰卧闭目,左掌掩左耳,右掌掩右耳,用手指头弹击后脑勺,使之听到呼呼的响声,直至自觉微累。然后,头慢慢靠近睡枕,两手自然安放于身体两侧,便会很快入睡了。

三、疼痛:病多体痛无心力,更被枕边药气熏

心理叙事

查不出病因的"痛"

在外人眼里,刚到不惑之年的刘先生已是妥妥的"人生赢家"。他是一家制造业国企的老总,手下管理着百余号员工。他的日常工作谨慎而繁杂,不知从什么时候开始,他发现自己的精力体力都跟不上了,以前可以轻松应对的事情现在却疲惫不堪,无论晚上睡多久都不解乏,后来一打开电脑准备工作就心慌气短,头痛得难以继续工作。让他更痛苦的是,后来有一段时间持续失眠,整宿整宿无法入睡,本来就疲惫的身体越加不堪重负,精神也日渐消沉。

刘先生不明白自己到底怎么了,这几年他跑遍了各大医院,然而各项检查指标均显示正常,虽然医生们跟他反复解释说他身体上没有问题,但他的不适感依然存在。刘先生又陆陆续续做过不少中西医的治疗,虽然花了不少钱,却还是找不到病因和针对性的治疗方法,病情似乎比以前更严重了。

后来一个朋友建议他去看看心理医生,刘先生不置可否,但当下也没有更好的办法,最后还是到了当地精神卫生中心寻求诊治。中心的吴医生在给刘先生做了各项检查后,发现刘先生身体上确实没有什么器质性病变,刘先生很不解,难道自己是"装"的?经过仔细询问病史和生活史,吴医生发现刘先生的工作辛苦忙碌,压力很大,平时没有足够的休息时间,长此以往,曾出现过多种躯体症状,先是全身乏力、没精神,继而出现头痛,后来还陆续有过胃痛不消化、腰痛等症状,再后来又有了背痛、肩膀酸痛等问题。吴医生从这些"蛛丝马迹"中找到了困扰刘先生多年的真正病因——躯体化障碍。经过了一年的心理治疗以后,刘先生逐渐意识到自己身体的需求,慢慢学着与身体的各种症状对话,学会了一些照顾自己的方法,人也渐渐有了活力和斗志。

心理解读

人们通常会在生物学或医学层面理解疼痛,认为疼痛是一种躯体症状,并

将其分为急性疼痛（持续6个月或更短时间）和慢性疼痛。早期疼痛模型便认为疼痛为组织损伤所致，但后来研究发现多数对疼痛的治疗如药物和手术，对急性疼痛有效，但对慢性疼痛几乎无效，并且组织损伤程度相同的疼痛反应却不同，如截肢后仍有肢体疼痛幻觉等，这些都说明疼痛不仅是一种生理反应，也被赋予社会性意义。从进化角度讲，疼痛往往是生病的警报，使人们做出一些保护性的行为，比如医院里50%的就诊者都因疼痛而就诊。急性疼痛具有"警示"意义，往往有确定原因，可以进行疼痛治疗。而身体的慢性疼痛，除了受到伤害所致外，绝大部分是因为情绪问题、压力和心理问题造成的。本节主要探讨的是心理因素在慢性疼痛中的作用及应对。

1.什么是躯体化障碍

当人们心里苦闷、压力大时，首先会采取情绪表达，但是当这个过程受阻时，就可能会转向用身体来表达（如疼痛），这个过程叫作"躯体化"，在医学上称为"躯体化障碍"。躯体化障碍时间长，程度加重，就会引起身心疾病，如冠心病、高血压、胃溃疡等。世界心理卫生组织研究发现，70%以上的人会以攻击自己身体器官的方式来消化自己的情绪。案例中的刘先生查不出病因又治不好的头痛、胃痛、背痛、肩膀痛，就是身体对压力过大、长期得不到休息的反应和提醒，即心理问题躯体化。

干部担负着管理社会公共事务的责任，是推动社会发展的重要力量，因角色和职责的特殊性，一来岗位职责需要耗费大量心理能量，比较容易引发负性情绪；二来缺乏有效调节的渠道与手段，势必要比多数人面临更复杂的环境和人际关系、更高的期待要求、更重的责任压力，有时还可能隐藏自己的秘密，又苦于无人可诉说，导致问题累积，如长期得不到释放，则很可能通过身体来表达。

2.慢性疼痛：身体的警示和信号

（1）身体是情绪忠实的晴雨表

大脑会说谎，身体却不会。一方面，压力过大或压力持续得不到缓解会直接伤害身体，比如有时候遇到紧急事情自己又无力应对时可能会得口腔溃疡；另一方面，意识上不能表达的，可能会通过身体表达，比如明明自己觉得要好好工作，但就是提不起精神、很疲惫；孩子愿意去上学，可到学校就呕吐、发烧、拉肚子……所以疼痛也是有功能的,它在通过身体不适告知我们一些信息。

(2)身体会通过疼痛释放压力过大的信号

身体是一个非常神奇的有机体,外界压力达到一定程度时,身体就开始产生反应,而这个反应有时会以疼痛,包括口腔溃疡、头痛、颈痛、腰痛等呈现。大脑最重要的功能是保证个体即使在最恶劣的情况下都能生存,所以大脑会不断地评估个体现在的处境安全与否,并通过神经细胞和化学反应控制全身。当个体觉察到潜在的危险时,个体有三个选择:战斗、逃跑、僵住。对大脑来说,压力便是一种危险,当然并不是实际上的压力,而是个体感知到的压力。如果大脑认为战斗或逃跑能够应对威胁就会采取行动,植物神经系统便会发挥作用,引起很多生理功能的改变去支持这些活动,像呼吸变浅、血压升高、减少内啡肽以抑制疼痛。同时,一些此时不太重要的系统,如消化系统、免疫系统、生殖系统,会减缓或暂时中止它们的作用。而如果大脑认为现在的状况很令人绝望、无论做什么都无济于事,就会选择僵住的反应,通过激活副交感神经系统来降低血压和心率,使身体不动并存储能量。当人们的压力日复一日不断累积并很少减轻时,消化系统、免疫系统、生殖系统就会一直处于缺血状态,结果会引发消化不良、胃痛、口腔溃疡、皮肤问题、焦虑、失眠等一系列疾病,并且会抑制个体的免疫系统,使个体对抗疾病的能力下降。

(3)身体会通过疼痛和不适表达意识上压制的负面情绪

目前的中国社会文化中,人们对精神心理问题有了更多的理解和宽容,但是仍然有污名化和病耻感。这就导致很多干部即便有情绪心理问题,也不允许自己表达出来,而是通过理智化的方式(如干部要冷静睿智,干部要喜怒不形于色等)避免感知到自己的情绪。但人体是一个整体的系统,而且是一个非常智慧的系统,身体最基本的功能就是求生救命,所以为了救命,人体会把一些情绪的症状转化为躯体的症状来表达,因为身体上的病是很容易让人接受的。比如说,一个不堪承受重担的人,难以启齿说自己不想承担了,害怕毁掉自己树立几十年的有责任感的"人设",但他又不得不休息了,这时候,他可能会出现肩颈疼、腰背疼、膝盖疼之类的症状,但是到医院检查这些部位,又查不出什么具体的毛病。可疼痛是真实的,不是假装的,因为身体需要通过肩不能扛、腰背不能直、腿不能站来表达自己不能再工作了,并且不是它不想工作,而是自己病得没办法工作了,以此来回避自己心理上的内疚感。案例中的刘先生与此类似。

生活中也会见到这样一些孩子,一上学就说肚子疼,可是去医院查不出什么毛病,父母就觉得孩子是装的,其实那也不是装的,是真疼。因为上学这件事对孩子来说可能压力很大,真的让孩子情绪上非常难受,但跟父母说讨厌上学,会被父母责怪,所以只能用肚子疼来表达自己现在没办法上学。人的肠胃是人的情绪感受器官,在生物进化的最初阶段,神经系统"司令部"就在腹部,尽管现在已经进化出了更高级的大脑,但人体的肠胃仍然承担了一部分调节感受的功能。需要引起重视的是,并不是说所有疼痛都由心理因素所致,而是在排除生理因素的前提下,考虑心理因素的原因。

心理应对

处理疼痛的第一步是要评估它是急性的还是慢性的。急性疼痛常常有一个身体原因,往往和最近的外伤或身体问题有关,可能需要及时的医疗处理。虽然慢性疼痛或许也有一个身体原因,但是个体可能还与相关的认知和情绪成分有关,例如悲伤、愤怒、恐惧或者困惑等。所以身体的疼痛是身心问题的信号,如果干部能够及时发现这些症状,听到身体的报警,正视问题,及时调整,身体疼痛和习惯性的紧张很可能就会慢慢消失。但如果一味回避、压抑,持续时间长了可能就会导致各种慢性病,也可能会导致物质依赖,比如抽烟、喝酒。因此,身体疼痛除了需要进行医学治疗外,还需要进行心理的调节。

如何进行心理调节呢?个体需要通过有意识地、不带评判地关注当下正在发生的事情和感受,学会跟这个疼痛对话,学着与它相处。这对于缓解慢性疼痛和改善生活质量有很好的效果。具体来说有三步。

1.带着觉察去扫描身体的疼痛和紧张,学着与它相处

当自己感到疼痛时,把注意力集中于身体和身体的疼痛感觉上。有人可能会疑惑,我们对疼痛避之不及,为什么还要去关注它?自己有办法可以摆脱疼痛感觉时,为什么要把注意力集中在不舒服的地方呢?然而,如果我们不了解自己的身体在承担什么,是怎么维持疼痛和紧张的,可能我们摆脱痛苦的办法只是权宜之计,并且压抑和回避可能会带来更大的疼痛。人们在面对疼痛时,

有个自动化反应是不自觉地紧缩疼痛部位和其周围区域,其实这样不仅会加剧身体上的痛苦,也可能导致疼痛部位周围变得紧张,从而会进一步压迫肌肉、限制血流,可能会引起更多的紧绷和疼痛,甚至可能在身体的其他部位也会有反应。

身体扫描即像手机扫描二维码一样去扫描身体的疼痛部位,相当于我们用第三只眼睛去看自己身体的疼痛,通过区分身体感受和心理感受来重新认识痛苦时,我们会发现这只是身体的感觉,身体感觉很难改变,但我们可以改变心里的感受。当然,面对这个疼痛会很难,但当我们这样有意识地去关注它、体会它时,我们就会发现学着与疼痛相处,而不是投入精力来对抗或者抵制它,才是最好的解决之道。

2.看到和允许身体痛苦时的不良情绪存在

身体疼痛往往伴随不良情绪,如生气、暴怒、悲伤、迷惑、绝望、焦虑以及恐惧。无论自己处于什么情绪当中,都应承认它们的存在,给它们命个名字但不评判它们。当身体疼痛时,对不良情绪的抗拒经常会引起更多的疼痛,然而学着允许它们存在,不去跟它们较劲,与它们共处而不是对抗,经常能缓解或降低痛苦感。总之,无论自己感受到什么情绪,都只需承认和允许其存在,波动的情绪就会慢慢安静下来。如果你正在经历疼痛,很难去接纳不良情绪、跟它相处,那么你可以看到它并承认它,给它存在的心理空间。就像这样:"对,我的背部很痛,它是一种绵延的、淡淡的、持续存在的弥漫性的痛,它让我感觉很烦躁,对,就是烦躁,我看到它在我的背上游走。"看到和承认情绪上的痛苦,会让你对生活产生更加深入的理解,获得慈悲与宁静。当你对身体疼痛、相应的情绪反应以及它们彼此的不同有更多的了解时,你将会认识到,身体疼痛和心理痛苦之间是有区别的。即使你没有马上改变身体的疼痛感觉,但你可能已经开始改变对疼痛的情绪反应了。换句话说,身体疼痛是不可改变的,但是痛苦是可以选择的,对疼痛的情绪反应就掌握在自己手中。随着练习的增加,干部也更能与疼痛共处,也会产生更少的心理痛苦。

3.用成长性思维看待疼痛

当我们遭遇紧张或者慢性疼痛时,可能会想以后会不会一直如此,以后怎么办之类的问题,这种思绪会加剧我们的痛苦。这时候,不妨换个思维方式。

想缓解疼痛,我们可以把注意力集中到当下可以做的事情上,自己就不会那么焦虑。同时,我们也可以学习一些缓解疼痛或相关情绪的方法,比如一些放松身体的方法,一个放松的身体是无法安放一个焦躁的灵魂的,当我们把身体放松下来时,身体疼痛和不良情绪也会随之缓解。我们可以用腹式呼吸让自己的身体放松下来,想象着将身体的疼痛聚合到一起,然后将其通过一个穴位释放掉;或者是注入一个气球中,最后扎破气球,随着"呲——"的声音将疼痛和不良情绪释放掉。当然,除了身体放松还有很多应对疼痛的方法,比如寻求朋友、家人的支持,自我催眠,运动等方式。更重要的是,我们还要学着与疼痛对话,聆听疼痛想告诉我们什么,如果我们很难做到,也可以找个靠谱的心理咨询师与我们一起来探索。

如果经常这样练习,我们慢慢就会和自己的身体建立联结,在这个过程中还会发现处理紧张和疼痛的新方法,并且可能还会形成这样的意识,即自己可以在痛苦中游走,从痛苦中学习,而不是被痛苦拿捏。我们也会感到更加自由,并且能够做出更多的新选择。

第七章 文化与心理健康

内容简介

　　干部在大多数人心目中是高素质与高文化的代表者,是经过文化熏陶、沙场苦战与千挑万选的文明使者。文化的历史比心理学的历史漫长,干部的心理建设应当建立在文化建设的基础之上。文化一词出自《易经·贲卦·象传》:"刚柔交错,天文也;文明以止,人文也。观乎天文,以察时变;观乎人文,以化成天下。"传统的观念认为:文化是人类在社会历史发展过程中所创造的物质财富和精神财富的总和,包括物质文化、制度文化和心理文化三个方面。文化被宽泛地界定为信念、准则和价值观的共同遗产或体系(美国DHHS,1999)。文化内容指的是群族的历史、风土人情、传统习俗、生活方式、宗教信仰、艺术、伦理道德、法律制度、价值观念、审美情趣、精神图腾等。文化由人的观念、激情与意志创造,反映人的价值意识,塑造人的价值意识、心理与行为。文化与心理密不可分,人的内心世界会因文化影响而形成不同的心理特质与行为模式。本章从社会转型、群圈文化、网络文化与理想文化四个方面来阐述文化与心理健康。

一、社会转型:闲云潭影日悠悠,物换星移几度秋

◎ 心理叙事

成功从失败开始

梁W,三一集团有限公司董事长。梁W出身寒微,他们家曾是茅塘镇道童村最穷的,甚至连住的土屋都不是自己的,穷得"甚至快到了要饭的地步"。这样一个农家孩子,从一家国有企业的处长,历经下海创业屡屡失败,却凭借屡败屡战而不动摇的创业精神,最终成为2011年福布斯中国内地首富。

梁W创业之初,中国社会正处于第二轮改革的发轫期,各种思潮正在涌动。新来的大学生梁W很快显示了他的与众不同,他和几个志同道合的伙伴毅然辞去了安安稳稳的工作,怀抱做中国经济试验田的理想开始了艰苦创业。

下海后梁W贩过羊,失败了;随后做酒,也失败了;再做玻璃纤维,还是失败了。1986年9月,他们终于掘到了焊接材料的第一桶金,收到了第一笔货款——8000元。他注意到当时国家巨大的基础建设投入带来的无限商机。他说,我们虽然不懂基础建设,但基建行业的设备我们还是懂的。梁W将企业更名为"三一集团",并将总部搬到了长沙。梁W表示:国家之责大于企业之利,相对于推动整个资本市场改革的进步而言,企业自身利益的得失微不足道。梁W深知:装备制造业是现代化的基础,也是中国现代化的薄弱环节,十几亿人口的泱泱大国,不可能没有自己的高端制造业。于是,三一集团创建了三一重工。

梁W成功了,三一重工成功了。三一重工成为中国首家入选的全球制造业"灯塔工厂",创新能力领先,智能制造卓越,营销服务独特,企业文化优异。

他的成功向我们印证了穷则变、变则通。社会转型对一个干部心理健康的正面影响,能够推动创业的成功、事业的成功。

✿ **心理解读**

最高明的处世术不是妥协,而是适应。上述故事中梁W虽然快速接受了新时代变迁的新模式,但也经历了无数次失败,因他具备超强的心理适应能力,能够很好地找准自己的定位,有效地适应社会转型带来的冲击。当今世界正处在百年未有的变局之中,社会转型或社会变迁影响着人们的心理和行为变化。"社会转型"是一个社会母体内经历长期与不断的变迁所带来的社会结构性的转变,这种转变包括政治、经济、文化等诸多领域,主要指体制转型、社会结构变动和社会形态变迁。简言之,社会转型是一个包括人类社会各个方面发生结构性转变的长期发展过程。处于社会快速转型时期的整个政治、经济和社会结构,以及人们的生活方式和价值观念都会发生巨大的变革。在新的转型期这样的社会背景下整个社会人群易出现紧张不安、浮躁不定的焦虑情绪,每个人的应对模式又会呈现不同的状态,分析其原因,在面对新变化、新形势中个体可能存在以下三个方面的因素。

1.缺乏安全感

安全感就是一个人对稳定、安全生存与生活的心理需求,属于个人内在精神需求,是每一个人都需要的。安全感是个体对可能出现的对身体或心理的危险或风险的预感,以及个体在处世时的有力/无力感,主要表现为确定感和可控感。干部在物质、医疗和受教育方面均有安全保障,但在面对社会急速转型、社会变革与社会动荡,以及社会群体的焦虑、恐惧和不安全感时,在心理上会担心自己不能很好地应对,仍然会产生普遍性的社会焦虑问题,这是缺乏安全感的第一个方面。第二是不信任感。信任感危机广泛存在于经济、政治和公众生活的方方面面,人与人、人与物质、人与环境、人与社会都存在信任危机。中国社会科学院《中国社会心态研究报告2012—2013》指出,目前中国社会的总体信任进一步下降,已经跌破60分的底线。第三是食品与环境的不安全感。什么转基因、地沟油、毒奶粉、激素猪肉、速生鸡鸭、注水牛肉等等,让人心生恐惧。环境问题不尽如人意,尤其是空气和水质污染仍然严重,人民群众的生存环境不够理想。

2.产生失落感

随着社会转型的逐步推进,外来异质文化大量涌入,给人们带来巨大的心灵震撼。由于生长环境、接受教育程度、学习的深度等原因导致人们对外来文化了解不全面,甚至歪曲、割裂,生吞活剥地全盘接受。也有人自身对中国传统文化学习不够深入,对本土文化中的合理内核和潜在功能未理解透彻,因此,在短期内很难实现外来文化和本土传统文化的有效整合,这必然会使人们产生价值观念的冲突。文化撞击所带来的价值观念的冲突主要表现为:社会主导价值观的动荡不安,原有的社会价值观逐渐丧失功能,新的价值观零散杂乱而不成系统。在这个新旧价值观并存的复杂环境中,人们难以依据自己已有的认知经验,合理而准确地选择和认同某一社会价值观念系统,从而陷入无以参照、无以归附的境地,因此导致社会成员认知失调,行为失范。社会的转型,使人们的社会地位和身份越来越多样化,人们对于成功与幸福的认识更加全面,不再局限于从某一种渠道或某一个职务中获得价值感,对曾经享有较高政治地位的社会阶层也不再盲目崇拜。这就让个别引以为傲的干部荣誉感与优越感不再强烈,产生强烈的失落感。

3.难获成就感

成就感原本是干部最容易获得的心理感受,处于领导层的干部在指挥部署或者自己带队完成一项任务时,会为自己管理的单位集体获得的荣誉和自己所做的事情感到愉快或成功,实现单位的奋斗目标或者是个人的愿望与现实达到平衡而产生的一种满足的心理感受。一个人活在这个世界上,不仅仅是为了吃、穿、用、性,除了这些之外,人类还希望有一个成就感,也就是有所作为。工作成就感是干部社会心态的重要组成部分,它能够从微观层面有效反映出干部的政治自信状况。有调查表明:有高达45.3%的干部表示工作成就感较低。年龄越大、行政级别越高的干部工作成就感越高,工作成就感最强的是处于事业中期的干部,其次是处于事业后期的干部,工作成就感最弱的是处于事业初期的干部。

心理应对

知易行难,一路砥砺前行。干部因为社会的转型必然会对一些改革措施、生活方式等感到不适应,会感受到激烈的文化碰撞和心理冲突,出现纷繁复杂的心理现象,从而影响心理健康水平。任何一种社会心态,都产生于人们的心理需求与社会发展状态的双向互动。文化的变迁过程本身也会对人的心理产生影响。干部的社会心理在转型过程中也发生了一系列的历史性变迁,他们对社会转型的心理反应已逐步由不成熟走向成熟、由不理智向理智转变,心理承受能力已大为增强。下面就社会转型与心理健康谈三个提升心理素质的方法。

1.增强适应力

心理适应能力是人的体力、智力、应对方式及性格气质等多种因素的综合反映,是个人心理活动能力的一种表现。认知心理学认为,适应能力指的是人能够随着外界的改变而相应地改变自己的行为方式、心理状态、思维方式等以适应变化,做到与外界和谐共生并自我成长的能力。适应能力包括内心的理解能力和外在的执行能力两个方面。智者顺时而谋,愚者逆时而动。面对社会转型期的文化冲击(从固有的文化环境移居到新的文化环境中产生的不适应)或文化休克(在非本民族文化环境中生活或学习的人,由于文化的冲突和不适应而产生的深度焦虑的精神症状),无论是族群文化差异、新旧文化更迭,还是中西文化渗透,首先要做到平静内心、充分理解,保证思考能力不受限制。其次是执行能力,干部要迅速有效地把上级的命令和要求变成行动,把行动变成结果,按时保质保量完成任务。干部的个人执行力主要表现在组织管控能力和工作指标的实现能力上。无论社会如何转型,环境如何变化,干部要做到顺应时势,动静等观,做好心理准备,提升社会适应力。不懂就问,不会就学,学了就做,做就做好。

2.提升学习力

学习力是善用学习技巧把知识资源转化为知识资本的一种能力,是一个人或一个企业、一个组织学习的动力、毅力和能力的综合体现。学习力包含学习动力、学习毅力和学习能力三要素。干部提升学习力要明确学习目的,拟定详细具体的学习目标,从内心领悟学习是为了什么,明白学习对自己的滋养、提升与疗愈意义,带着明确的目标与任务学习。然后保持良好的学习态度,掌握学习方法,提高学习效率,发展创新能力。在学习中,结果取决于行为与行为的坚持,而行为取决于态度。干部更需要具有超越常人的学习力,这在很大程度上取决于学习态度,其中包括积极、乐观、勤奋、毅力、坚持、专注等因素。在哈佛,大家公认的学习定律是"W=X+Y+Z"(成功=勤奋学习+正确的方法+少说废话),而勤奋是第一位的。所以,提升学习力可以从生命意义的维度入手,明白自己内心的需求,明确前进的方向与锁定目标,磨炼自己的毅力和提升学习的技巧。

3.提高耐挫力

耐挫力也叫抗挫力,或者是挫折承受能力,是一个人在遭受挫折情景时,能经受住打击和压力,可以摆脱和排解困境而使自己避免心理与行为失常的一种能力。美国宾夕法尼亚大学经过三十多年的研究发现,在挫折与困难面前,决定一个人成功与否的关键在于耐挫力——从挫折中恢复和振作的能力,也有学者把这种能力称为复原力、心理弹性或者心理韧性。孔子对颜渊说:"用之则行,舍之则藏,惟我与尔有是夫!"(《论语·述而》)他认为对挫折的耐受力是一种美德。美国儿科学会的金斯伯格博士提出了培养耐挫力的7C要素:能力、信心、联系、品行、贡献、应对和掌控。耐挫力是一种心理素质,一种心态,也是一种品质。干部可以通过正确认识挫折,调整认知、灵活调节情绪;做好心理准备,树立科学的人生观与价值观;培养良好的意志品质,建立和谐的人际关系;把困难与挫折当作机遇和挑战,从挫折中迅速振作,在困境中保持自信,努力向前。

二、群圈文化:鸷鸟之不群兮,自前世而固然

⚙ 心理叙事

物以类聚,人以群分

不能自拔是什么样的味道,欧Y终于感受到了。

欧Y升任为高校的副校长和党委书记,分管学校财产、物资、基建、校舍维修、绿化、食堂、项目采购等后勤工作。这一消息不胫而走,以前没交集的工程建设公司、网络科技公司以及八竿子以外的亲戚朋友等都寻找各种门路前来关心问候。他们或打着关心欧Y父母身体健康的旗号,或打着帮助欧Y妻儿解决急切问题的旗号,或者是打着与欧Y有着相同兴趣爱好的旗号,总之,各种符合情理的理由让这些人走近了欧Y。久而久之,经常和欧Y在一起吃饭的、喝酒的、打牌的就形成了一个圈子。圈子里的人,要么地位相当,要么志趣相投,要么是老乡加朋友,要么是美色加美酒,要么一起打球,要么一起打牌,大家经常围绕在欧Y身边,说些赞美的话语,见机行事给欧Y的家人送上温暖与祝福。

一开始欧Y也无所谓,吃饭就吃饭,喝酒就喝酒,打牌就打牌。但时间久了,欧Y就觉得很不是那么回事了。

进入有身份有地位圈子里面的人,请你吃饭如果不参加就会被白眼,说你瞧不起人家;喝酒偷懒了就让人感觉疏远,说酒品看人品,不喝就是对朋友不真诚;邀请你打牌如果不参与就会被猜测或被排挤……

更有甚者,圈子里面的人会给你提出一些额外诉求,答应吧,不合规矩,不答应吧,又感觉面子上过意不去。偶尔因为情面无法推托或酒后好面子的冲动,欧Y也就做了一些问心有愧但未违法的事情。

久而久之,欧Y经受不住内心的煎熬,多次下定决心远离这个圈子,但总是很快就被洪水一样的攻击推回去,感觉自己毫无抵抗作用。

后来,欧Y分析了众多的社会现象,发现圈子是非常普遍的客观存在。就连跳坝坝舞也有许多圈子,而且很多人被圈子里面的规则推着走,其中不乏一

些个体迫不得已随波逐流的现象。

欧 Y 进一步分析发现,有的干部走上犯罪道路,最初也是受到群圈的影响,圈子里面的人际关系、圈子里面的生活方式、圈子里面的利益关联等等,让极个别干部利令智昏,置人民利益、国家利益、党的利益于不顾,越滑越远,最终走上不归之路。

想到这些,欧 Y 警醒了,他冷静地闭门思过,向组织说明了自己的情况,退出了除工作联系之外的群,调整了工作岗位,远离了过去非工作关系的圈子,把各类关系群、朋友圈打理得干干净净,实现了群圈文化的正面导向,开启了新的人生征程。

心理解读

"人在江湖,身不由己。"多少人在社会浪潮中无可奈何,多少人被围困在密织的人情世故的圈子中。"圈子"原指社会文化的另一种呈现,也称社会关系网络,一般由具有相同爱好、兴趣或者为了某个特定目的而联系在一起的人群,广义的"圈子"包含文化圈、亲友圈、同事圈、微信圈等。圈子文化是圈子产生的历史、政治、人际、心理等因素,以及维持圈子运转的各种社会文化的总称。同学讲同学圈子,朋友讲朋友圈子,战友讲战友圈子,官场讲官场圈子,商场讲商场圈子,血缘讲家族圈子……"人无癖,不可与交,以其无深情也;人无疵,不可与交,以其无真气也。"(张岱《陶庵梦忆·祁止祥癖》)干部的生活圈、社交圈,因工作职务、个人经历及家庭情况不同而各有差异,但基本特征是相似的。一般涵盖以血缘为基础的家庭、亲戚圈;以地缘为基础的乡亲、邻里圈;以学业、职业为基础的同学、战友、朋友圈。每个圈子有每个圈子的文化、约定俗成的规则或者有明确的文化边界。《道德经》中讲:"上士闻道,勤而行之;中士闻道,若存若亡;下士闻道,大笑之。"

同圈子的群体成员具有这样或者那样相同的社会心理特点,共同的心理需要(如被认可),共同的态度和情感(如兴趣爱好),或者具有共同的基本归属心理感受。通常情况下,加入某种圈子存在以下一些心理特征。

1.归属心理

归属心理亦是归属感,是指个体与所属群体间的一种内在联系,是某一个体对特殊群体及其从属关系的划定、认同和维系的心理表现。归属感分为对人、对事、对家庭、对自然的归属感,属于文化心理的概念。青少年时期对人的归属感较强,中年时期对事业和家庭的归属感较强,老年时期对自然的归属感较强。归属心理是一个人希望自己被接纳认可,希望自己在群体中是有影响力和有价值的一种心态。心理学研究表明,每个人都不那么喜欢孤独和寂寞,都希望自己归属于某一个或多个群体,希望自己被他人认同,有一个可以属于自己的物理空间或者精神空间。如有一个家,有居住的地方,有工作单位,希望加入某个协会、某个团体,这样可以从中得到温暖,获得帮助和爱,从而消除或减少孤独和寂寞感,获得安全感。在群体内,成员可以与别人保持联系,获得友情与支持;能够满足人们的社交需求,获得安全感、归属感,得到其他成员的认可、接受和赞赏,自身的价值感和成就感也会得到实现。

2.从众心理

从众心理,是指个体在群体的影响或压力下在认知、判断、信念与认识上,表现出符合公众舆论或多数人的行为方式,自愿放弃自己的意见或违背自己的观点使自己的言论、行为与群体保持一致的现象,即通常所说的"随大流"。研究表明,只有少部分人能够坚守自我,保持独立性,不从众,因此从众心理是部分个体普遍存在的心理现象。从众心理包含侥幸心理,有的干部看到个别干部借助"圈子"获得利益而又没有受到惩罚时,从众心理便会驱使他做出同样的行为,使自己的认知、判断和行为与圈子成员一致。从众心理本身无所谓是积极的或消极的,主要取决于行为本身的社会意义。积极的从众心理能为我们带来许多益处,促使自己获得更多的力量与和谐的关系,如"众人拾柴火焰高"。"水可载舟,亦可覆舟"(《荀子·王制》),从众也是一把双刃剑,消极的从众心理可能让自己陷入危险而不自知。如个别干部利用"干亲圈""酒局圈""老乡圈"进行利益交换,牟取私利。

3.认同心理

认同心理是指个体对组织的目标、对比自己地位高或成就高的人的认同而产生的心理状态,又或者是以消除自己在现实生活中因无法获得成功或满足时产生的挫折所带来的焦虑。就定义来说，认同可借由心理上分享组织或他人的成功，给自己带来肯定感与满足感，从而在认知、心理与行为上成为客观上的驱动力。认同可以是认同一个观点、认同一个人，有时也可能是认同一个组织，例如：一个自幼失学的人，加入某学术研究团体成为该团体的荣誉会员，并且不断向人夸耀他在该团体的重要性。所以，"圈子"从某种程度上能够满足人的这种社交需求，得到圈子内成员的认可、接受以及由此带来的各种利益。能够加入某个带着光环的"圈子"，就很有可能获得别人的认可和赞赏，自身的价值感和成就感就会得到实现。认同心理有可能是对幻想的认同、对父母的愿望的认同，还有可能是对理想形象或者客体的认同，对攻击者的认同、对受害者的认同、对丧失的客体的认同或者对内射物的认同。

心理应对

"能用众力，则无敌于天下矣；能用众智，则无畏于圣人矣。"（陈寿《三国志·吴书·吴主传》）"圈子"是一个人融入群体、适应社会，获得心理满足的一种形式。通常情况下，一个人的社会适应能力越强，所涉足的圈子就越多。圈子也是一种社会资源，人们通常会通过自己在圈子里够得上的资源，再去寻找够不上的资源。《太上感应篇》中讲："是道则进，非道则退；不履邪径，不欺暗室。"干部可以利用群圈文化服务人民，助推工作，提升群体凝聚力，保持身心健康。在加入一些圈子时，干部可有意识地提升以下心理品质。

1.敏锐的洞察力

洞察力是指深入、清楚地观察事物或问题的能力，是人通过表面现象精确判断出背后本质的能力，是能够辨别人格中的虚伪、欺骗、不诚实，正确而有效地识别他人的不寻常的能力。通俗地讲，洞察力就是透过现象看本质。而用弗洛伊德的话来讲，洞察力就是变无意识为有意识。就这层意义而言，洞察力就是"开心眼"，就是学会用心理学的原理和视角来归纳总结人的行为表现。最简单的就是做到察言观色。《诗经·小雅·伐木》中的"嘤其鸣矣，求其友声"也是社会人的基本诉求。干部要净化生活圈、社交圈、亲属圈，特别是对那些抱有个人目的与自己拉拉扯扯的人要保持高度警惕。宋代欧阳修早就说过，"其见利而争先,或利尽而交疏,则反相贼害"。提升自己的洞察力需要尽量做到这三点:一是做有心人,放慢观察速度,带着目标与问题去细致观察身边的人、事、物;二是做有脑人,带着头脑冷静而专注地思考推演、寻找规律,敏锐分析、综合比较和科学判断;三是做全面人,提升联想能力,带着智慧多角度、多形式、多方位去观察。

2.超强的自控力

自控力主要是指个体对自身的情绪、情感、欲望,面对一些人事物、突发事件及金钱权利等诱惑时进行的自我控制。广义的自控力指对自己的周围事件、对自己生活和事业的控制感。自控力主要体现在"控"字上,是对自我进行控制的一种能力。缺乏自控力,就容易成为愤怒与冲动的奴隶,不会形成良好的习惯行为,严重的可能会因为情绪失控做出让自己后悔、痛苦的事情,或者因为抵挡不住外界诱惑,而走上犯罪道路。一个人能否操控自己的人际关系,能否掌控自己的人生走向,都需要自控力。自控力作为支配自我的一种能力,是可以通过训练提升的,下面介绍四种提升自控力的技巧。

(1)冥想训练

神经学家通过研究人类大脑意识,发现通过冥想训练可以极大地提高自控力。我们只需要定一个5~15分钟的闹钟,找个地方安静地坐下来,专注于自己的呼吸和心跳,这时,我们会发现脑海中的各种想法、思维会跳出来打断自己的专注,如果走神了就重新开始,把自己的注意力再次拉回到呼吸上。如此反复坚持练习,我们的控制力会变得越来越强,这就是增强意志力的大脑冥想。坚持10周以后我们会惊奇地发现,自己能够很好地掌握自己的时间和生活。

(2)专注做事

当我们在做一件事情时,也可以设置一个预计完成任务所需时间的闹钟,然后把注意力集中在完成任务上,心里只有工作,只想着把事情做好,沉醉于做这件事情本身,暂时忘记任务以外的人和事。长此以往,我们会变得越来越自律。

(3)读书睡觉

每天抽空读一些名家名著或者专业书籍,养成睡前或者晨起读半小时书的好习惯,丰富自己的知识、锻炼自己的脑力。培根说:"读史使人明智,读诗使人聪慧,演算使人精密,哲理使人深刻。"通过多读好书、读名书,干部才更有智慧朝正确的方向思考并解决遇到的难题,有助于干部自律自控。另外,没事可以早点儿睡,早睡早起,也是一个成年人顶级的自律。

（4）锻炼身体

说起自律,很多人会不自觉地想到锻炼身体。锻炼身体不仅能让个体有一个健康的体魄与顽强的意志力,还能提升个体的自控力。无论干部坚持什么项目的体育运动,时间长了,便会感受到自己从身体到心理都会有巨大的变化,自己的自控力会有非常显著的提升。

在现实生活中,很多人都苦恼于自己无法自控,做不到自律! 相信阅读本书之后,根据以上四个技巧坚持长时间训练自己,就一定可以战胜拖延、抵御诱惑、抓住重点,最大限度地提升自控力。

3.良好的独立性

独立性是指一个人的意志不易受他人的影响,有独立提出和实施行为目的的能力,它反映了意志的行为价值的内在稳定性。具体表现为一个人在遇到事情时有自己的主见,有成就的动机,不盲目依赖他人并能独立处理事情,可以积极主动地完成各项实际工作的心理品质。它伴随着勇敢、自信、认真、专注、责任感和不怕困难的精神。意志的行为价值的内在稳定性来自价值观的独立性,具有这种意志品质的人善于按照自己的主见提出行为目的,并找出达到目的的手段,而不容易受别人观点的影响。与之相反的意志品质是受暗示性,拥有这种意志品质的人容易接受他人的提示、命令或建议,容易屈从于他人的意志。值得注意的是,如果一个人意志的独立性过大,容易变成顽固执拗、一意孤行;如果一个人意志的独立性过小,容易朝三暮四、动摇不定、人云亦云。所以,具有良好的独立性对于一个人的成长非常重要。提高独立性可从以下三个方面进行训练。

（1）对自己负责

不轻易给别人添麻烦。这个世界上每个人都有自己的事情,都有自己需要解决的困难与麻烦。干部可以为提升自己的能力做好准备,三思而后行,考虑好有可能出现的结果,并对自己行为的结果负责。这个世上没有任何人有义务必须要帮他人,干部要随时做好自己帮助自己的思想准备,这样能够很好地提升自己的独立性。

（2）不轻信他人

江湖之所以是江湖，很大程度上说明了江湖的复杂性，也就是江湖不代表真理、法律与规则。个体若对事物没有自己的认识与判断，便很容易以偏概全，刚愎自用。所以干部需要开阔眼界，见贤思齐，全面而系统地认识自己、他人与社会。

（3）会自我激励

遇到困难与挫折时，无论外界如何评价自己，自己永远不要放弃自己，而是要不断地鼓励自己，对自己满怀信心，把自己想象成一个非常积极、非常热情和有能力的人。为过去按下暂停键，然后重新设定新的目标并激励自己努力工作。

三、网络文化:风清气正大世界,积极健康沐人心

⚙ 心理叙事

终日乾乾,与时偕行

刘H是一个镇的党委书记,他所在的镇是一个穷乡僻壤,这里人口稀少,山高路险。更让刘H揪心的是,这里的个别干部思想意识保守,人云亦云,没有创新思维,而且凝聚力极差。

苦思冥想,刘H觉得要改变村民的思想意识,首先得武装好干部的头脑,但他搜肠刮肚也没有发现好的方法来推动干部思想意识的改变。当他浏览镇政务网络平台的时候,发现年度先进展示栏点击率居然为零,其他板块浏览人数也寥寥无几。

对呀,在互联网时代,干部居然对网络信息的关注度如此低,不正是思想意识保守的根源吗?他作为镇的党委书记,必须把政务网络平台这个舆论工具利用好。他通过广泛深入的调查,掌握了所有公务人员对政务网络平台的认识,然后提出了平台点击浏览考核办法,建立了政务金点子专栏,每人每天必须在专栏发表100字以上的留言。

一个月过去了,刘H明显感觉大家的思想活跃了起来,不仅提出了很多创新性的看法,而且还主动作为,解决了许多工作难题,这让他欣喜不已。

现在刘H思考的问题是,如何抓住这个良好的开端。他想到了网络文化建设这个思路。一是进一步完善政务网络平台;二是强化网络文化意识,让每个人都做网络文化建设的推手;三是尽可能把网络文化的驱动力延伸到家家户户。

三年过去了,一个长年累月落后于人的贫困镇,实现了永久性脱贫不说,还做到了家家户户有电脑,土特产网络销售全覆盖,甚至有一位农民还开通了自己的博客。网络文化不仅为该镇带来了经济上的巨变,对所有村民包括公务人员的心理也产生了良好的影响。

💮 心理解读

祸兮福之所倚,福兮祸之所伏。网络文化以网络信息技术为基础,是网络空间形成的文化活动、文化方式、文化产品、文化观念的集合。网络文化是现实社会文化的延伸和多样化的展现,同时也形成了其自身独特的文化行为特征、文化产品特色、价值观念和思维方式的特点。广义的网络文化是指网络时代的人类文化,它是人类传统文化、传统道德的延伸和多样化的展现。狭义的网络文化是指建立在计算机技术和信息网络技术以及网络经济基础上的精神创造活动及其成果,是人们在互联网这个特殊世界中进行工作、学习、交往、沟通、休闲、娱乐等所形成的活动方式及其所反映的价值观念和社会心态等方面的总称,包含人的心理状态、思维方式、知识结构、道德修养、价值观念、审美情趣和行为方式等方面。网络文化对人们的思想观念、生活态度、思维方式及心理健康与发展带来的潜在与深远的影响是多层次、多角度、全方位的,呈现出积极效应与消极效应并存、交互影响的复杂状态。

1.网络文化的积极作用

网络文化的出现体现出了人类文化发展的新形态以及趋势,其在不断传播以及丰富的过程中会对人类的发展产生一定的影响。当今社会,网络文化的覆盖范围以及影响力飞速提升,对干部的心理健康有其积极的作用。

(1)拓宽视野,启智促能

干部可通过网络多角度了解世界和社会,弥补自身知识的不足,拓宽学习的广度和深度,增强领导决策能力,做学习的表率。干部也能够通过网络便捷地获取多元的文化以及价值观念,从而开阔视野,并打破思维僵化模式,为其理论、知识创新提供基础。广阔的空间、丰富的信息资源,可满足干部学习网络知识与技能的主动性,激发探索欲、求知欲,增强思维的流畅性,提高工作的创造性。事实上,网络文化的这种冲击以及创造性,能够进一步激发国人的创新精神,促进相关效益的获得。

(2)促进交流,发展个性

人格是个体的文化心理结构,是个体赖以立身处世的心理行为方式。自我意识是人格的核心内容,是推动人格发展的重要因素,它包括自我认识、自我体验、自我评价等内容。在崇尚和追求个性化的时代,网络可以大大强化人的自我意识。网络系统在运行的过程中普遍具有无边界、大容量、时效性等特点,能够满足人们的上网需求并为其合法地提供相关数据信息。网络文化的交互性、自由性对人们结交朋友、认识不同行业的人士起到桥梁性的作用,在最大程度上打破了传统文化与地域的限制,提供了自由对话的空间。它可以促进人的个性发展,提供展示自我、发展个性的平台。自己管理自己,促进人的独立意识发展,极大地增强了人的自信心和参与热情,使其隐蔽的个性得以发展。网络平台的构建,实现了各民族、地区、国家文化的交流以及传播,并为个体的网上联系提供了便利,有助于促进各类文化的交流以及融合,最终实现人类世界文化的发展。

(3)舒缓压力,释放情绪

在现实生活中,人们由于害怕暴露自己的隐私,遇到困难和挫折往往无处诉说自己的感受而将其压抑在内心深处,这就很容易引发心理问题。网络的匿名性、平等性、随时性等特点使得个人能保留自我的空间。人们可以在网络上自由大胆地倾诉自己的内心隐秘,说出自己的焦虑、苦闷和抑郁。人们即使面对网络交往的对象,也不用担心说出去被人讥讽嘲笑,有的还能得到陌生朋友的热情帮助,让自身的负性情绪得到宣泄和释放,舒缓了心理压力,维护了心理健康。目前,网络上的心理学专业网站和个人网站越来越多,这些网站对丰富人的心理健康知识,提供在线心理咨询,缓解人们因工作、生活而产生的各种心理压力发挥了重要作用。

2.网络文化的消极作用

网络文化是人类未来生存方式的一种,其特点和作用还没有被充分发掘出来。但其弊端,其对人的身体及心理的消极影响已经呈现。尽管国家已颁布了网络文明安全条例,但因网上不良信息的泛滥,其数量和种类越来越多,加之缺乏有效的网络监控运行系统,不健康的信息还是随处可见。在肯定网络文化对促进社会发展和人的心理健康的积极作用的同时,干部要正视其潜在的负面作用。

(1)降低感知能力,导致思维混乱

心理学研究发现,人们可能会花费不少时间去网络搜索自己需要的信息,甚至搜索上百个网站,而这个过程自己脑海中已经没有时间观念了。当自己花费更多时间在网络中时,感知周围事物或者时间的能力将会降低。对于上网的人来说,随着时间的推移,越来越多的信息对人的感受程度将不再有更多的意义。浏览时间越长,大数据会自动分析记录我们的搜索、观看关键词,从而集中推荐我们经常浏览的内容,这样会让我们的感受性变低,浪费的时间也越多。另外,网络信息会导致人思维混乱。全球文化交融,文化信息的多向贯通和舆论的多元表达,致使各种信息良莠不齐,精华与糟粕同在。当外界信息输入超过人的正常负荷之后,容易使人思维混乱,残留在人脑中的未经消化的信息会在潜意识中干扰人的思维方式,从而影响人的思维的深度和广度,导致人的整体思维能力下降。

(2)破坏人际关系,降低信任程度

人是社会生存的生物,人际关系的维护是人区别于动物的一个显著特征。如果人长期处于网络环境与现实社会隔绝,意识会更加封闭,对身体、情感及人际交往方面都有极为不利的影响,甚至使其与社会脱轨。有科学研究表示,因长时间上网脑中的多巴胺水平会显著提升,这种物质使人体精神处于暂时兴奋的状态,但随之而来的便是精神的消沉。因为长时间使用因特网,难免会遇到诸如发布虚假信息、传播病毒等不良行为,这使依赖网络的人对人际交往的安全感产生怀疑、恐惧,防范心理增强。在现实生活中,由于网络引发的人的防范心理会加剧他们对人际交往的冷漠,形成自闭心理,使其倍感孤独苦闷、焦虑和压抑,于是他们又会回到网络社会去寻求刺激。

(3)影响世界观和价值观,迷失情感

网络文化在形成以及传播的过程中具有开放性,能够促进不同文化之间的交流以及发展。此外,作为一种多元的文化体系,网络文化普遍具有多重价值评判标准。和平和发展是当前世界的两大主题,然而东西方文化冲突、政治制度的对立、意识形态的分歧,使国外一些敌对势力利用网络的超地域性肆意歪曲事实,以"民主""人权"为幌子,对我国的意识形态和社会制度进行攻击和诽谤。部分人在网上长期接受不良思想的侵害,加之精神空虚和受享乐主义、拜金主义等腐朽的生活方式与价值观念的影响,民族歧视、侮辱性言论和暴力色情等文化垃圾的泛滥,导致其人生观、价值观、道德观的扭曲以及错位,进而引发道德情感的匮乏和冷漠。最终,他们变得越来越麻木、迷茫、精神疲惫、萎靡不振,导致真实的情感迷失。

心理应对

互联网在悄然改变干部生活的同时,也给干部的伦理道德、心理、情感及认知等方面带来了巨大的冲击。如何避免不良的网络文化对干部的心理造成负面影响,使干部拥有健康的网络心理,是一个亟待深入研究的课题。因此,干部应理智分析并积极应对网络的挑战,采取相应措施,以减少网络文化对自己的心理健康造成负面影响,维护和增进自己的心理健康。

1.保持头脑清醒

在隐蔽的网络世界里,由于脱离了社会道德体系的束缚和缺少必要的监督,自制力较弱的干部也可能会放松对自己的要求,偶尔也会观看不良网站、浏览不良信息,或是沉迷于网络游戏等等。作为干部,树立并保持自身的良好形象非常重要,必须和网络中各类不良文化信息与行为划清界限,牢记自己的理想信念,时时提醒自己严防网络垃圾文化的侵蚀,时刻告诫自己谨防网络陷阱,修身立言,做文明上网的表率。树立正确的三观和网络心理健康意识是干部辨别和接受正确有效的信息的前提,是心理健康的重要标志。世界观不仅是人对世界的认识问题,它还与人的情感、意志及个性有密切联系,是个体心理的核心,是个体行为的调节器。在正确的世界观和价值观的指导下,干部要学会善于处理生活和学习中的各种矛盾,使自己保持良好的心态。

2.做好自我管理

加强自我教育与管理,强化自律意识,增强自身免疫力,是干部避免网络成瘾、形成健康的网络心理的关键。干部要树立正确的网络心理健康意识,了解网络对人心理健康的负面影响,即可做到自我校正网络行为。自我教育与管理的方法有两种:一是运用时间管理技术来提高个体的自我效能感,帮助个体以一种积极的应对策略来取代消极的成瘾行为。具体做法是,制订一份合约,严格规范上网时间,借助计时工具准时下网。二是运用强化和惩罚技术,进行自我监督。当个体能够在规定时间内完成自我控制,准确无误地执行契约,就奖励自己,如买一件喜欢的东西;若未能自控则惩罚自己,如一周不能接触电脑等。通过以上自我训练,个体可以重建自信,增强行为自律能力,在生活实践中不断校正自己的行为偏差。

3.善用网络技术

在信息化全面发展的背景下,网络已不仅是工具,也成为个体生活学习的环境。网络信息以惊人的速度遍及社会各个角落,无论是机构,还是个人,都接受着网络信息的洗礼。干部作为网络信息接触者之一,网络文化无不改变和影响着干部的人际交往方式、思维方式及道德思想。如何借助现有网络资源,发展营造有序、纯净的网络文化,怎样发挥文化的育人功能,做到"以理服人,以文化人",是当下每一个中国人需要思考的问题。立足于网络发展现状,利用现有的网络资源,开通"干部心理健康咨询网"等网站,能有效帮助干部解决遇到的心理问题,消除心理障碍,克服心理困难。

四、理想文化:路漫漫其修远兮,吾将上下而求索

⚙ 心理叙事

初心易得,始终难守

马R之所以放弃红红火火的生意不做,回到村里竞选村委会主任,就是想实现他一直以来的一个理想——把白鹤村建设成为鲜花遍地的生态农业村。

当上村委会主任之后,他想把家家户户的土地集中起来,统一规划,统一种植,统一购买农资,统一分享收益。但无论如何有几家人就是坚决不参与,认为马R是在做梦,只种花花草草不种粮食,失去了农民的根本。

的确是这样,生态农业是马R的理想,但不是白鹤村每一个人的理想,要想心往一处想,凝聚起所有人的力量,就得先统一人心,所谓人心齐泰山移。

怎么统一? 问题的关键在哪里?

马R先问自己,为什么放弃能够赚大钱的生意不做,为什么力排众议克服家庭的巨大阻力来当这个村委会主任?

是因为内心有理想啊! 是日思夜想建设鲜花遍地的生态农业村啊! 是要吸引远近的游客来白鹤村旅游啊! 如果白鹤村的其他人也有这个理想,大家都希望建设这么一个美丽的村庄,那问题不就迎刃而解了吗?

马R把自己内心的蓝图化为千言万语,挨家挨户去游说,去点燃他们心中的理想。一个月过去了,有了一点点效果,但还是不明显。

他把自己内心的设想印成图文并茂的宣传册,请了几个村里面有文化的年轻人去讲解,去唤醒他们内心的理想和美好向往。

效果渐渐体现了出来。在这个时候,马R自己出钱租了几辆大巴车,把村民带到临县著名的生态农业示范村桃花坞参观了一整天,那里真是太美了,人们的生活水平令人羡慕极了。

经过全村人的努力,白鹤村现在跟桃花坞一样,成了远近闻名的生态农业旅游景观村。马R总结了成功经验,就是理想文化对村民心理产生的巨大影响形成了推动力。

心理解读

人若有志,万事可为,如上面案例中的马R。理想,是对未来事物的美好想象和希望,也喻指某事物臻于最完善境界的观念,是人们在实践过程中形成的、有实现可能性的、对未来社会和自身发展的向往和追求,是人们的世界观、人生观和价值观在奋斗目标上的集中体现。本书所指的理想从心理学视角来讲是主动积极想象未来,而文化则是给理想插上翅膀。理想是方向,文化是根基,由梦想到实现过程中形成的文化,就是理想文化。理想文化是道、是理想信念、是精神资源,也是一种生命能量;理想文化是修身、是道路,也是一种文化自信。理想与文化对心理健康、心理疾病及心理健康服务有着关键性的影响。理想文化关系到干部希望拥有什么样的人生,会选择什么样的人生,以什么态度选择人生,以及有什么样的应对方式和社会支持等。干部若未形成理想文化,易出现以下心理状态。

1.消极悲观与不思进取

缺乏理想信念,没有理想文化的引领可能会导致干部思想悲观消极,工作敷衍了事,行为任性偏执,没有明确的方向,对未来失去信心。有的可能会逐渐丧失事业心、责任感,停留在"舒适区"、坐享"避风港",无视职责使命,甘愿尸位素餐,只求自己安稳度日,对工作不感兴趣,不愿思考单位与自己的发展。这种状态会直接影响其心理健康水平,没有斗志,不能发挥自己的作用,更不能实现自己的梦想与价值。

2.信仰危机与精神疲软

干部若缺少理想文化的指引,在思想文化领域则表现为信仰危机和精神疲软的问题;在微观的个体行为层次,呈现出行为方式矛盾性、浮躁性和表现性的态势。曾经的理想、道德和信念,在物质财富和现实环境的挤压下慢慢开始动摇和坍塌。一面是安贫乐道、知足常乐、平平淡淡才是真的梦呓式训诫,一面疯狂追逐金钱、宣扬个人奋斗和成功的社会现实;一面是高房价、高医疗费、高学费,一面是低收入、低社会保障、低地位;一面是大款和极个别干部挥金如土、极尽奢华,一面是农村民众和城市低收入人群节衣缩食、朝不保夕……这些对比会让干部出现社会公众的集体寻唤心理,如内心深处渴望存在而在现实生活中却缺失的一种具有理想色彩的精神、信念及生活状态等。

3.不作为与得过且过

缺乏理想信念、没有理想文化的个别干部还可能会存在工作不在状态、萎靡不振、得过且过的状态；产生只要不违规不违纪，站住位置但也不干事不担责不作为的思想。还有极少数干部心思不再放在工作上，想的是如何享受生活、吃好玩好，饱食终日、无所用心，出工不出力，人在心已散。特别是极个别接近退休年龄的干部，自认为付出了几十年的心血汗水，如今该"喘口气、歇歇脚"了，追求安逸舒适，做事打不起精气神，进取精神消退。有的工作拣轻怕重，不愿吃苦受累，不愿分管安全生产、计划生育、信访稳定等方面的工作；有的对长期积累和历史遗留的问题，不愿"理旧账"，靠时间消化矛盾；还有的部门"一把手"主动请调到二线岗位，只享受干部待遇但不做事。

✿ 心理应对

"志不立，天下无可成之事。"（王守仁《教条示龙场诸生》）理想信念如同火炬和灯塔，照亮前程、指引方向。拥有理想文化的人，内心充满爱与喜悦，这是一种生命积极向上的力量，是一种良知、责任与义务感；是一种极为神秘的主观精神愉快体验，气势磅礴、漫无边际、视野无垠；伴随着巨大的狂喜、惊奇、敬畏以及自我超越，会感到某种极为重要、极有价值的事情即将发生，会以一种积极主动乐观的态度面对人生。他们善于自我改变，并在改变中学会跟环境言和，跟坎坷相拥，跟一切的风雨苦难和绝境笑着聊聊天。干部在感到前路迷茫或者动力不足时，可提醒自己从以下三个方面训练自己，促进自己的心理健康。

1.积极幻想

积极幻想是当代积极心理学研究的一个主题，指个体在生活中或在面临威胁性情境、遇到压力性事件时做出的对自我、现实生活和未来的消极方面的认知过滤。积极幻想与健康、幸福相关，虽然与现实可能不完全一致，但它实际上是一种积极心理适应，主要体现个体对现实的积极把握和乐观知觉，同时也体现了个体对自我价值和自尊的一种保护。

美国加州大学洛杉矶分校的泰勒教授在其著作《积极幻想》中总结道：大部

分人,尤其是健康的人,有乐观看待自己的倾向。在工作中,积极幻想可以让人在执行任务时能坚持得更久,对于不太难的任务会完成得更好。干部可以制订自我激励计划,把未来看得重于现在;以较强的信念对自己进行积极评价,也对他人进行积极评价。积极幻想可以从三个方面进行:一是适度高估自己,对自己的积极幻想。比实际更高地评价自己、自己的表现和自己的特性(智力、性格、外表等)。二是超强控制感,对事件的积极幻想。即使没有任何根据,也相信自己能够掌控局面、转危为安,坚定不移地相信自己可以把事情处理得更好,就算发生不好的事情自己也有能力解决。三是积极乐观,对未来的积极幻想。保持好的心态,看好自己的未来。在运用此方法训练时要特别注意:要在意客观现实,不做风险过大的事情,也不做违反法律法规及伤害他人的事情。

2.希望疗法

世界上有两样东西是亘古不变的,一个是高悬在自己头顶上的日月星辰,另一个是深藏在每个人心底的高贵信仰。这两样东西能给人带来希望,而希望是一个人对美好关系或美好事物的预期,是一种可以胜任和应对的能力感,是一种心理和精神上的满足感,是一种对生活中充满无限可能性的感觉。希望疗法是从希望理论发展而来的,借鉴了认知行为疗法、焦点解决疗法、叙事疗法的思想。希望理论有目标、意愿、路径等核心概念。

运用希望疗法开展自我调整训练时可从以下四个方面进行:一是设置目标。目标可以有短期目标、中期目标和长期目标,具体一点儿可以明确到自己希望在本周六的几点钟在自己的阳台种植几株茉莉花。二是路径意念。即思考如何完成这个目标,需要往什么方向走,有哪些途径。拟定一个指向目标实现的计划和方法。三是意愿信念。这是个体的动力系统,是决定自己在完成目标的过程中能够坚持下去的意志力。四是突破障碍。个体需要知道在实现目标的过程中遇到困难时如何寻求别人的帮助,并找出实现目标的多条路径。

永远对未来抱有希望,相信一切美好都会如约而至。希望疗法更加倾向于设定积极的目标和有助于人们实现目标的行为,形成清晰的目标,激励自己去追求目标,把障碍视作挑战;知道如何创建目标,如何确定实现目标的方法,并知道如何使用积极的自我对话,不把注意力集中在负面事件上。希望疗法依赖于积极的目标导向训练,运用积极的自我对话来减少消极的思维模式,是一种

"积极思考的力量",是建立在某种程度上基于认知—行为模式的治疗,致力于用更真实、更积极的新思想取代旧的或消极的"热思想"或核心信念,注重简单地学习改变思维方式,可以帮助人们更好地改善心理状态。

3.归因重塑

社会心理学家海德提出了归因理论,她认为造成事件的原因无外乎有两种:一是内因,比如情绪、态度、人格、能力等;二是外因,比如外界压力、天气、情境等。悲观解释把坏事归因于内部的、稳定的和普遍的因素,乐观解释把坏事归因于外部的、特殊的和暂时的因素。归因重塑就是把悲观解释风格转化成乐观解释风格。归因重塑有三个技巧:转移、远离和辩论。转移是从影响自己的事件中跳出来,把注意力转移到其他事情上,让内心停止对坏事的悲观解释。可以用手拍桌子,大声喊"停、停、停";也可以在纸上写一个大大的"停"字,然后一直看着它。远离是指不断提醒自己,悲观解释仅仅是一种可能的解释,而不是客观的现实。转移是"关掉"悲观思维,远离是"调小"悲观思维对情绪的影响。"调小"是要认识到解释只是信念而非事实,同一情景可以从多个角度解释。辩论是一种内部自我对话,一个人扮演正反两方辩手,寻找支持与反对的证据进行辩论,目的是为坏事找一个同样有力度甚至更有力的乐观解释。辩论可以通过证据、代替、影响和功用四个问题进行对话。

(1)证据。悲观解释有何证据支持,这些证据100%都是真理吗?

(2)代替。是否有比较有力的乐观解释来代替悲观解释?

(3)影响。如果找不出一个更有力的乐观解释,那这个悲观解释的不良影响是长期的还是暂时的?

(4)功用。如果你无法确定哪个解释的证据更充分,那么想一想,哪个解释对产生积极情绪和达成目标是最有用的?

第八章　危机与心理健康

内容简介

  干部同时生活在职业世界与生活世界中。在职业世界,干部肩负着领导职责,对本地区、本单位、本部门的工作起决策、计划、领导与协调等作用,当面临着重大工作任务之时,有可能顺利应对,也有可能感到巨大的压力,影响心理健康与工作效能;当面对歪曲的自我认识、强烈的内心冲突与外部诱因时,极个别干部甚至走向犯罪,从而对自己的身心造成巨大伤害,对单位、服务对象甚至社会形成危害。在生活世界中,干部也是一群活生生的人,也会与普通人一样面临重大生活事件,如病重、失去至亲等,这些对干部也可能产生心理打击,影响心理健康水平,甚至极个别干部因为各种原因产生自杀念头,并尝试自杀行为,给家庭与社会带来不幸。不过,幸运的是,随着心理学研究的不断进步,危机事件也越来越走向可防可控。掌握基本的知识与技能,可有效地降低危机对心理的负面影响,让干部成为两个世界的主人。本章从重大生活事件、重大工作任务、犯罪预防与自杀预防四个方面来阐述危机与心理健康。

一、重大生活事件:山雨欲来风满楼,黑云压城城欲摧

心理叙事

柔肩撑起一片天

2008年9月,正在防震棚里给公婆洗衣服的税务干部张M突然接到噩耗,丈夫在出差途中遭遇车祸,不幸去世了。年轻的张M当时崩溃了,声嘶力竭地哭喊,一连几天滴水未进,昏昏沉沉的她甚至想过放弃一切……但看着尚且年幼的儿子日渐消沉、瘫痪在床的母亲心力交瘁、痛失爱子的公婆精神恍惚,眼泪已经哭干了的张M根本割舍不下这些牵挂。然而,年事已高的公公最终还是没有能够承受住丧子的打击,不久也离开了人世。

丈夫走了,但这个家不能倒!这样的信念支撑着张M努力回归正常的生活。她把所有的时间、精力和热情都用在了家庭和工作上。换上便装,她是婆婆的好女儿,是街坊邻居有口皆碑的好媳妇儿,是儿子心中的好妈妈。每天早上5点多,张M就起床忙碌,给老人擦洗、做饭、喂药,将生活安排得井井有条。穿上制服,她是认真负责的女税干,上下班从来没有迟到早退,经手的业务都能够出色地完成;同事间,她是温柔和蔼的大姐,不管谁有困难她一定乐于相助;加班时,她是主动请缨的战士,"金三"上线、"营改增"试点,这些高强度的工作她没有缺席过一次。业务能力强、工作态度端正、管理评估科学合理、下户巡查及时全面,张M不仅得到纳税人和科室同志们的一致认可,也连年被局里授予优秀公务员、先进个人等荣誉称号。

面对家庭重大变故,她义无反顾地用女性柔弱的肩膀独自撑起了一片天,用几十年的坚守和付出,展示了女性自立自强的形象,彰显了国税干部奉献担当的风采,书写了当代孝老爱亲的感人故事,也被评为2017年第二期汉中市"最美系列人物"。

(引自:"汉中发布"微信公众号,2017年7月26日,有删改)

❀ 心理解读

在这百年未有之大变局的时代,社会在急剧变迁,生活节奏在不断加快,每个人(包括干部)在自己的生命中,都有可能遭遇意想不到的重大负性生活事件,如突发疾病、重大丧失、重大灾害等。这些负性生活事件对于人们的生存、发展、繁衍可能有着重要的影响,常常给人们带来超乎寻常的心理压力,成为心理应激源,很可能引发一系列生理、心理以及行为上的相关反应,如心理恐慌、悲观厌世、消极怠工、暴躁易怒,甚至攻击他人或自伤自杀。

1.重大生活事件具有心理破坏性

重大生活事件是指那些对个体身心健康有重大损害或威胁的经验和环境。对于干部来说,重大疾病、丧失配偶、丧失父母、丧失子女、意外事故、重大财产损失、遭遇犯罪事件等都是重大生活事件。相较于日常生活烦心事,重大生活事件通常具有突发性和强烈性。突发性是指不可预料性,包括应该可以预料而不愿或不想预料(潜意识回避);强烈性是指对本人生存与发展具有重要意义。这种突发性与强烈性并存的重大生活事件,对干部的心理具有很大的破坏性,心理承受或心理韧性不足的人,有可能面临瞬间心理崩溃。案例中的张M,在得知丈夫不幸去世的消息时崩溃了,声嘶力竭地哭喊,一连几天滴水未进,整天昏昏沉沉,闪过想要放弃一切甚至轻生的念头。

2.重大生活事件造成的心理影响是全面的

重大生活事件对人的影响是全面的,包括生理、心理和行为等多个方面。生理方面的影响主要有头痛头晕、四肢无力、抵抗力下降、诱发基础疾病等。心理方面的影响主要有:一是认知功能下降,尤其是记忆功能,有些严重的甚至回忆不起受重大生活事件影响期间所做的各种事,给家庭与工作单位造成进一步损失,对于年纪较大的干部,甚至可能提升患阿尔茨海默病的概率;二是情绪失控,特别是沉浸在自责或悲伤之中的干部,有可能自尊水平下降,自暴自弃,甚至发展为抑郁症;三是人格特质变化,例如性格内外倾向的变化,外向开朗的人可能变得内向不爱说话等。行为方面的影响主要表现为行动能力减弱、各种行为力量与速度降低,例如干部在讲话或发言中,语音、语调发生变化,传达的信息受到影响,等等。

3.重大生活事件造成的心理影响是持续的

重大生活事件除了即时影响外,还会引起后继的日常变化,这些日常变化常常以人生感悟的形式存在于头脑之中,影响到人们生活工作的方方面面。通常来说,相对于男性,重大生活事件对女性心理健康产生的影响较大,这既有生理心理特点的原因,也有性别角色与社会文化的影响。还有极少数人,有可能被重大生活事件击垮,从而诱发心理疾病,如恐惧症、焦虑症、抑郁症,特别严重的甚至产生创伤后应激障碍(PTSD)。

PTSD又称延迟性心因性反应,是指因突发性、威胁性或灾难性重大生活事件导致个体延迟出现和长期持续存在的精神障碍。症状通常在创伤后延迟出现,即经过一段无明显症状的间歇期后才发病,间歇期从数日到数月不等,大多数患者可自愈或治愈。PTSD的核心症状有三类,即闯入性症状、回避性症状和警觉性增高症状。闯入性症状表现为无法控制地以各种形式反复体验创伤性情景,如重演式发作、梦魇式复现等,使患者痛苦不堪。回避性症状即在创伤性事件后患者对创伤相关的刺激存在持续的回避,如心理麻木、选择性遗忘等。警觉性增高症状表现为自发性的高度警觉状态,患者长时间处于对创伤事件的"战斗"或"逃避"状态,如难以入睡、注意力难以集中、易激惹等。

另外,根据心理韧性或心理灵活性理论,重大生活事件可能但并不必然引发心理或行为问题。在面对逆境或困难时,有的人没有被击垮,甚至超过了顺境下的人的发展水平。例如案例中的张M,后来激发了更大的能量,更好地担起了生活与工作的重担。

✿ 心理应对

重大生活事件也可成就人生蝶变。干部在面临重大生活事件时,也会感到痛苦和焦虑,为了缓和焦虑、消除痛苦,最常见的应对方式有解决问题、自责、求助、幻想、否认、逃避和合理化等。干部如果掌握了一定的应对知识,通常都会使用较为成熟的应对方式,如解决问题或升华,从而为平衡自己的精神状态做出有益的认知或行为上的努力,最终提高应对能力,提升应对效果,并化险为夷,维护自身以及他人安全,也就不会在心理上留下过多阴影。

1.调整认知,接纳现实

认知心理学家认为,人们因重大生活事件而形成的创伤记忆是比较凌乱的,会出现时空交错的情况,有可能把过去已经发生的与未来可能发生的事件混淆在一起,将不合理的信念模式泛化到现实情境,觉得恐怖的经历一定会在很短的将来再发生,自己无力改变潜在威胁,还会遭受灾难化的巨大创伤,所以会陷入对未来持续的恐惧和焦虑中。这类人不能和正常人一样把灾难事件看成是过去发生的,觉得过去的灾难现在还是有危险和威胁的,因此会出现情绪不稳定、闪回、惊恐、羞愧、抑郁等症状。又或者,他们会在经历这个重大生活事件后,灾难化地执着于“一切都失去了”的感觉之中,无法跳出来。这个时候干部就需要调整不合理信念,接纳已经发生的现实。

对因重大生活事件产生心理创伤的人进行认知干预,需要在安全的环境下让其重新体验受到创伤时所产生的想法与感受,对创伤相关的假设和知觉进行再加工,从而使其了解心理创伤发生时自己内心产生的不合理假设、信念,理解它们产生的原因,通过看到这些观点缺乏客观支持、缺乏逻辑性等,并将它们与自己现在的情况加以对比,辨识清楚现在与灾难发生时的不同,从而修正不合理的假设和信念,建立新的适应性信念。

2.发现资源,稳定支持

作为干部,通常都能意识到解决问题是需要资源的。解决重大生活事件产生的心理问题,更是需要充足的心理资源、技能资源、时间资源、健康资源、人际资源与社会资源等。其中,最重要的资源是稳定、温暖的社会支持系统。社会支持系统指个体所感受到的来自其所在的社会网络成员的关心、尊重和重视的行为或信息,它不仅可以缓冲重大生活事件带来的消极影响,还可以促进干部的社会适应和身心健康。

社会支持从内容方面来看,主要有四种:一是工具性支持,就是提供财力帮助、物质资源或所需服务等;二是情感性支持,就是表达共情、关心和爱意,使人感到温暖与信任;三是信息性支持,即提供相关的信息以帮助个体应对当前的困难;四是陪伴性支持,就是有人能够与之共度时光,从事消遣或娱乐活动,满足个体与他人接触的需要,转移个体对压力问题的忧虑,或通过陪伴者直接带来正面的情绪以降低个体对压力的反应。对于干部来说,面对重大生活事件,也需要主动报告,组织上也会提供社会支持。同时,主动报告重大生活事件情况也是纪律要求。

3.调整行动,改善境遇

面对重大生活事件,在接纳那些自己无法控制的事情、接纳痛苦的同时,也要以价值为导向,接受挑战、采取行动,创造丰富且有意义的生活。不过,当自己想要朝着积极的生活改变时,也经常会遇到一些心理障碍。这些障碍可以用英文缩写"FEAR"(害怕)来表示:融合(fusion),就是当你想要改变时,大脑可能会自动跳出一些消极想法,如自己太忙、你做不到等等;过高的目标(excessive goals),就是改变的目标超过了现有的资源;回避不适感(avoidance of discomfort),就是改变通常带来不适感,主要是焦虑;偏离价值观(remoteness from values),就是与某个目标背后的价值失去联系。那么,如何越过这些障碍呢?那就需要勇气(DARE)。具体包括:解离(defusion),就是澄清让自己消极的想法,与之解离;接纳不适感(acceptance of discomfort),就是为痛苦的想法腾出空间,从而做真正重要而有价值的事情;现实的目标(realistic goals),即改变的目标应该是具体而有意义,现实而有时限的;拥抱价值(embracing values),就是认真思考这样做的重要性和意义所在。

二、重大工作任务:醉卧沙场君莫笑,古来征战几人回

⚙ 心理叙事

攻坚克难做最美奋斗者

王Z,火箭军某基地班长兼技师,一级军士长军衔。在他所在部队,"王Z式砺剑班组"成为激励官兵投身强军兴军事业的载体,"学习王Z,强军当先锋"成为官兵们的响亮口号。忠诚精武守护大国长剑,枕戈待旦没有丝毫懈怠。王Z入伍33年来,干一行、爱一行、专一行、精一行,操作过3种型号的导弹,精通测控专业全部19个号位,先后执行重大任务30多次,实装操作1500次,成功处置导弹技术故障近200起。专业任务攻坚克难、关键时刻拍板定案,他没有下错一个口令、做错一个动作、连错一根电缆、报错一个信号、记错一个数据、按错一个按钮、损坏一件仪器。

王Z担任班长29年,带出320余名优秀操作号手,60余人成为基地技术尖子或旅技术骨干,其所在班12人提干,传帮带的"兵徒弟"中有7人走上旅团领导岗位,带出了全国优秀大学生士兵、全军优秀指挥军官等一批典型人物。2019年,他获颁庆祝新中国成立70周年纪念章,并被授予全国"最美奋斗者"称号,还受邀参加国庆观礼。荣耀归来后,他立即打点好行囊,随部队担负某专项任务并担任技术把关,用实际行动诠释了"士官专家、班长标杆、老兵楷模"的光辉形象。

(引自:"人民日报"微信公众号,2019年11月13日,有删改)

✿ 心理解读

作为人民公仆的干部,接受并认真完成上级交办的工作任务是基本职责。同时,组织上也会在完成重大任务、应对重大事件中加强干部考察工作。因此,重大工作任务的来临,通常会给干部带来不同程度的心理压力,这种压力如果应对不当,严重的可能影响其工作与生活状态,影响重大工作任务的判断决策,耽误重大工作任务的时间进度与完成品质,进而又增大干部的心理压力,形成负循环,最终影响身心健康。

1.高期待可能带来压力

被上级交办重大工作任务,是一种信任,也是一种期待。被别人期待是一件令人愉悦的事,这代表自己被爱、被关注,这有益于提升自信心,提高自己的工作主动性、创造性,带来满足感、幸福感。但是,信任自己、爱自己、关心自己的人有时候会期待自己成为一个完美的干部,取得非凡的成就。然而,当自己觉得无法成为他人心中所期盼的样子或状态时,就不会再感到愉快,取而代之的是一种巨大的压力。这种压力可以使一个人的身心随时处于应激状态。所谓的应激状态是指个体在不同寻常的紧张情况下,所引起的一种特殊的情绪与行为状态。其主要表现为精神紧张,交感神经过度兴奋,血液中肾上腺素流量过大,呼吸短促,血压上升,氧耗量增加,肌肉紧缩等。重大工作任务隐含的期待给个体带来的压力,是通过自我价值感作为中介传导的。自我价值感是个体的自我价值得到外界承认和自我确定之后的自我肯定体验,这一环节包括了认知、情感、态度等诸多因素,其中最核心的部分是对自我价值的判断和体验。自我价值感和自尊具有相同的心理过程,与期待带来的心理压力呈负相关。

2.高价值可能带来压力

重大工作任务往往具有重大政治意义与巨大现实价值或影响。这种价值与意义,要求工作必须被不折不扣地落实到位,因此对工作能力的要求很高,这对干部产生了不同程度的心理压力。少数干部可能受压力影响,工作状态与水平大打折扣,既影响工作,又影响身心健康。重大工作任务的价值感是否会带来心理压力,与干部的自我效能感相关。自我效能感,是个体应对生活中各种挑战时的一种综合的自信程度。阿尔弗雷德·阿德勒的经典著作《自卑与超越》指出,每个人都有不同程度的自卑感,因为人们都想让自己更优秀,完成更多有价值的任务,让自己过更好的生活。自卑感的存在并不是一件坏事,因为它激励了人不断追求卓越,克服自身的障碍,在有限的生命空间内发挥出最大的价值。但自卑感太强太持久,就会让人们对重大工作任务这样高价值的事望而却步,产生心理压力,形成过度焦虑,甚至演变为自卑情结。

3.高不确定性可能带来压力

上级交办的重大任务,很多时候对于干部来说都具有不确定性,如岗位或专业领域的切换、跨部门跨专业领域的协作、任务推进状况不明等等。人类的历史也是一直和不确定性做斗争的历史,从而不断适应和习惯不确定性。对于人类头脑的研究已经表明,人们会本能地喜欢确定的模式,抗拒不确定的状态。人类的发展可以被描述为一个不断将世界确定化的过程。和古代相比,现代人类的生存环境更加安全、稳定和舒适。也许恰恰是这样的状态,让现代人对于不确定性更加敏感,更加容易受到不确定性的伤害。因此,不管是积极乐观者还是消极悲观者,不确定性总是会带给人们心理的影响或冲击,导致存在性焦虑。干部在心理层面形成了一种对未来不确定因素的排斥和恐惧,这让他们在面对不确定性时总是有很多无形的障碍,故采取拒绝探索或者忽视不确定因素的态度。

心理应对

作为干部,有机会接受重大工作任务,这是一件好事。要将好事办好,就需要充分认识重大工作任务可能带来的心理压力,化压力为动力,顺利圆满完成重大工作任务,促进自我心理健康。

1.充分调研,消减不确定性

历史地看,人们应对不确定性带来的焦虑和心理压力的途径主要有以下三种方式:一是试图和周围决定自己命运的各种力量和解(祈祷、献祭等);二是追求绝对的确定性,或者说力图完全控制或消除不确定性;三是承认不确定性的存在,在行动中积极地应对不确定性。这三种方案对干部解决不确定性问题都具有合理性与积极意义,以往人类历史更多关注的是前两种方法。随着人类认识和实践的发展,人们也发现更多的事物是不确定和不可控或不可完全控制的,控制论的创始人维纳就把确定性称为"不确定海洋中的一个个小岛"。不确定性和复杂性,并非是缺乏对未来的认识和控制的后果。人们不能期望科学技术和哲学社会科学的发展能够将所有的事物都变得完全透明,都处于人们的严格控制与掌握之下。而且,控制不仅不能完全消除不确定性,它还有着自身固有的缺陷。

那么,干部如何迎接重大工作任务的不确定性呢?首先,充分调查全面研究,努力探索和迎接不确定因素;其次,敢于打破知识、理念、身份的束缚,以敏捷和灵活的思维模式,快速适应多变的环境要求;最后,发展负面能力,也就是沉默、忍耐、怀疑和谦卑的能力。

2.运筹帷幄,提升领导力

重大工作任务通常涉及面较广,需要干部统筹思考,系统规划,精心策划行动路径与实施方案。所谓系统思考,就是用"形态"或"模型"来看待事物,不是关注单个要素本身,而是着眼于要素之间的关系。例如,与上级充分汇报沟通交流,明确重大工作任务的目标,形成工作任务愿景,从而保持工作热情。为了确保重大工作任务圆满完成,需要加强领导力建设。管理心理学建立了领导力的"五力"模型,具体包括:前瞻力,就是着眼预测与把握未来,制订战略的能力;感召力,就是吸引被领导者的能力,是最本色的领导能力;影响力,就是积极主动影响被领导者和情境的能力;决断力,就是针对战略实施中的各种问题和突发事件而进行快速、正确而有效决策的能力;控制力,就是控制目标实现过程的能力。同时,在推进过程中,干部要处理好与上级、同级以及下级的关系,良好的工作人际关系不只是顺利推进重大工作任务的保障,也是维护心理健康的重要支撑。

3.专业精进,提高工作水平

重大工作任务的推进,通常会涉及很多相关专业领域,如经济学、社会学、农业、工业或人工智能等等。因此,干部在接受相应工作任务的时候,就应该加强学习,补上专业核心知识短板,心中有数,自然不慌。同时,还要努力学习现代管理学知识,掌握经典而实用的管理技能,努力提高工作水平。例如,干部可以运用时间管理技术,按重要与紧急两个维度将事项分别放在重要且紧急、重要不紧急、紧急不重要、不重要不紧急四个象限中(详见第一章相关内容),并按重要性与紧迫性的优先顺序进行时间安排,权衡各种事项的优先顺序,学会"弹钢琴"。时间安排也是工作前瞻能力的具体体现,如果干部总是在忙于救火,那将使他的工作一直处于被动之中。同时,干部对经典管理与工作方法也应该有所了解,并选择性应用。如态势分析法(SWOT分析法)可以帮助干部在重大工作任务中清晰地把握全局,分析自己在资源方面的优势与劣势,把握环境提供的机会,防范可能存在的风险与威胁;"计划、执行、检查、处理"循环(PDCA循环)可以帮助干部把握工作进程,确保工作方向与工作质量;目标管理原则(SMART原则),即具体的、可测量的、可达到的、相关的、有时限的原则,让干部制订目标更科学。另外还有工作分解结构(WBS),就是把项目工作按一定原则分解成较小的、更易于管理的组成部分。

三、犯罪预防:昼夜见善思践行,朝暮有过当改之

心理叙事

以公谋私,公私俱损

中央纪委国家监委2020年3月4日发布通报,海南省委原常委、海口市委原书记张Q严重违纪违法被开除党籍和公职。通报指出,张Q"家风败坏,伙同家人大肆收钱敛财、大搞权钱交易"。张Q在担任海南省三亚市副市长、三亚市委副书记、海南省旅游局局长、儋州市委副书记、儋州市市长、儋州市委书记、海南省委常委、三亚市委书记、海口市委书记等职务期间,将公权力异化为谋取私利的工具,在工程项目承揽、土地征收拆迁、干部职务晋升等方面为他人谋利,并和家人收受有关单位和个人的贿赂。

利用职务便利和影响,为其亲属安排、调动工作;以妻子和儿子的名义在企业入股分红,为亲属谋取利益……内蒙古自治区呼伦贝尔市委原书记李S一家同样深陷腐败漩涡。2020年李S一审刑事判决书显示,在其担任鄂尔多斯市副市长,内蒙古自治区国土资源厅党组书记、厅长等职务期间,他不但自己贪污受贿,而且妻子、儿子、女儿、哥哥、侄子等多名亲属或特定关系人亦参与其中,也是典型的家族式腐败案件。在担任鄂尔多斯市副市长时,李S利用分管人力资源和社会保障局的便利,指示时任鄂尔多斯市委组织部副部长、人社局党委书记王H,在未履行正常招考程序的情况下,将儿子李D安排在该市社会保险事业管理局工作,成为事业编制员工。此后近两年的时间里,李D从未到岗工作,工资、补助却每月按时打入他的银行账户。

(引自:中央纪委国家监委网站,2020年7月15日,有删改)

心理解读

提升干部的心理健康水平,是预防职务犯罪的有效方法。职务犯罪必然扭曲心灵,带来心理健康问题。在检察机关受理的职务犯罪案件中,贪污贿赂类犯罪占比超过80%,所涉罪名集中在贪污罪、受贿罪、行贿罪和挪用公款罪上。

乡科级以下公职人员占80%以上,且农村基层组织工作人员职务犯罪增幅明显,蝇贪类案件占比较大。很多干部走上职务犯罪道路,都是从心理状态失衡、心理健康水平降低开始的。从大量的刑事案件中可以发现,干部犯罪往往不是受某一种心理因素所支配,而是受多种心理因素所支配,其结构如图8-1所示。

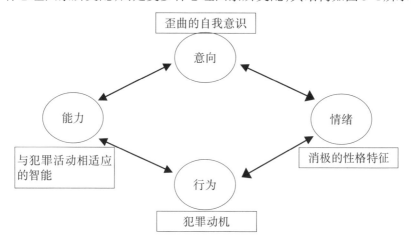

图8-1　干部犯罪影响因素

1.歪曲的人格基础

成年人的犯罪行为,通常可以追溯到他们的童年经历与原生家庭。每个人的发展道路都是独特的,是一条伴随着各种风险因素的成长之路。一个人接触的风险因素越多,如学业失败、童年创伤、家庭重大变故等,如果又应对不当,其人生中出现犯罪行为的概率就越大。社会性风险因素包括家境贫困和资源匮乏、不良同伴、被同伴拒绝及学龄前和在校时的经历等。来自父母和家庭的风险因素包括错误的父母教养、兄弟姐妹相互间的影响以及童年遭受的不当对待和虐待。心理风险因素包括认知和语言能力发展不足、缺乏理解、糟糕的人际关系,以及行为障碍。心理风险因素通常有生物或基因基础,比如气质类型和产前接触神经毒素等。同时,养育环境在保护儿童免受各种风险因素影响时具有重要作用,有些保护性因素可以使儿童远离严重的反社会行为与犯罪行为,例如,温暖的父母和高质量的教育经历。

2.变态的需要驱动

此处所言变态,并非日常口语所用变态一词,而是变态心理学研究领域的术语,指异于常态。变态的需要也即强烈的、畸变的需要,超出正常之外的特别需要。一般来说,犯罪人通常出于满足以下四类需要来实施犯罪。一是物欲型,是指为了满足衣、食、住、行等方面的物质需要,或者为了聚敛财富而引起的犯罪行为。这类人存在着严重的利己主义倾向,把自己的利益看得高于集体利益。上面案例中的张Q与李S便属于此类。二是性欲型,是指以满足性欲为目的或以性行为为手段达到其他目的的犯罪行为,这是一种违背社会公德和法律规范、侵害他人性权利、妨害家庭和社会秩序的犯罪。三是情绪型,是指以非生理变化为特征而以社会交往需要为基础动机,大多数因人际冲突而引起,表现为异常的自尊和消极的情感品质。四是信仰型,是以某种反社会的主义、思想、宗教或迷信为信念支配行动。当然,在实际生活中,有很多犯罪并不是单一的变态需要驱动,而是复合的,属于集合型的。

3.薄弱的意志失守

意志是人自觉地确定目的,并根据目的支配调节行为,克服困难,以实现目的的心理过程。意志对行动的调节主要表现在发动与制止两大功能上。发动就是推动人去从事达到预定目的所必需的行动;制止就是抑制不符合预定目的的行动。意志的这两项功能在实际活动中是统一的。意志不仅可以调节外部动作,还可以调节人的心理状态。如调节人的注意、思维、情绪等,以服从当前行为。犯罪者的意志特征明显区别于正常人,主要表现为:一是意志薄弱,理智成为情感的俘虏。具体表现为缺乏自制力,即使有正确的道德认识,也会在一定程度上受到外界不良因素影响而实施悖德的犯罪行为。二是存有冒险侥幸心理。绝大多数干部犯罪者都意识到自己的行为会受到道德谴责和法律的制裁,在犯罪前大都感到不同程度的恐惧,但为了吃喝玩乐,为了自己的利益与兴趣,便甘冒风险,在犯罪活动中又自以为高明,考虑周密,存在不会被发现的侥幸心理,于是在诚惶诚恐的情绪状态中实施犯罪,甚至在审讯中掩盖罪责,妄图逃避惩罚,但终究难逃法网。

心理应对

生活在同一社会环境中的干部,绝大多数能洁身自好,自觉抵制各种不良习气的影响;极个别却反其道而行之,与不良环境同流合污,既害了自己,也给环境增加污浊。之所以有这种差别,在于个体原有的心理是否健康,是否具备正确的心理选择机制。因此,干部应积极形成正确的世界观、人生观、价值观,保持积极的情绪情感活动,养成良好的行为习惯,防止自己形成不良的心理需要。因为具有不良需要的个体,在一定诱因的刺激下,较易产生犯罪动机,导致犯罪心理的形成。

1.坚定社会主义理想信念

纵览腐败干部的忏悔书,我们会发现其理想信念动摇是走向犯罪的根源。理想滑坡是最根本的滑坡,信念动摇是最致命的动摇。因此,干部必须深入学习并认真领会马克思列宁主义、毛泽东思想、邓小平理论、"三个代表"重要思想、科学发展观、习近平新时代中国特色社会主义思想,树立干部应有的神圣使命感,防止人生观发生蜕变;坚持为人民服务的崇高理想,摒弃享乐主义和狭隘的实用主义。尤其是那些认为"人生的目的和意义就是追求享乐,人生的价值在于现实利益"的人生观必须坚决摒弃。坚决反对极端个人主义的价值观,干部的个人需要和利益的满足不能置于国家、社会或他人利益之上。

2.加强个人修养,完善人格

加强个人修养,提高人生境界。干部要严以修身,提升道德境界,追求高尚情操,自觉远离低级趣味,自觉抵制歪风邪气。干部的修养是指在政治、道德、科学文化等方面经过长期的学习和自我磨炼所形成的品质和能力,包括思想理论修养、道德修养、科学修养、文学艺术修养等各个方面。在新的历史条件下,干部应确立终身学习的观念,要以学明志,强化建设中国特色社会主义的坚定信念;以学立德,强化公仆意识和社会主义核心价值观;以学增才,把学习的成果转化为领导工作的成果。同时,干部要把讲廉耻当作加强自身建设、自我修养的重要内容,当作一个道德准绳,当作党性、人格的考验条件。

3.防微杜渐,树立边界

干部要进行犯罪心理的自我预防,应当避免做那些极微小的损人利己之事,如果发现自己有一点儿不美的语言和不光彩的行为,都应当及时更改,挖掘思想根源,不因为"恶小"就对其轻视,因为"小恶"的积累就很可能变为"大恶"。同时,干部也要树立良性的边界感,这是预防职务犯罪的重要方面。因为在中国社会文化中,人与人之间的亲疏远近似乎比边界更重要。很多人认为,如果关系足够亲密，就可以不注意边界，就可以忽视规则，从而埋下违反规则和走向犯罪的伏笔。其实无论关系有多亲密，都必须尊重一个前提：每个人都是独立的个体，都应该有自己的边界与原则。个人边界是指个人所创造的准则、规定或限度，以此来分辨什么是合理、安全的，别人怎样对待自己是可被允许的，以及当别人越过这些界线时自己该如何应对。健康的个人边界具有如下特征：清晰的；合适的、无操纵性的；坚定而灵活的；具有保护性的；非攻击性的；为自我建立，而非为他人的。当干部的个人边界被侵犯时，应明确告诉对方，自己是需要有个人边界的。这并不是自私自利，而是每个人都是独立的个体，这是干部守护健康的个人边界的第一步，应做到不在任何事情面前失去自我。

四、自杀预防：夕阳西下，断肠人在天涯

⚙ 心理叙事

患重度抑郁症而自杀的区长

2011年7月11日凌晨，河北省邯郸市邯山区区长张C被发现在其办公室死亡。公开资料显示：张C，现年48岁，汉族，河北省邯郸市魏县人，1981年10月参加工作，1983年4月加入中国共产党，2007年8月至今，全面主持邯山区政府工作，分管政府办公室、监察局、审计局。张C作风强硬，自任区长以来，以铁腕方式进行大规模拆迁。

7月12日，邯郸市委、市政府在市公安局召开新闻发布会，就张C死亡事件通报有关情况。据通报，张C系自杀，排除他杀可能。经警方调查，张C办公室门窗完好无损，处于内锁状态，现场共有三把刀具，其中带血刀具(菜刀)有一枚指纹为张C本人。经尸检，张C左手有四处电击斑，右手一处，为双手握刀自杀，刀割前曾触电，造成办公室跳闸停电。自杀原因为失眠、抑郁，曾有超量服用安眠药物历史，当日曾有两次自杀行为，专案组认定，张C因重度抑郁症自杀身亡。地方干部意外身亡，难免会引发公众的诸多猜想。好在邯郸市有关部门经过迅速勘查，及时对死因做出认定，证实邯山区区长张C系因重度抑郁症自杀身亡，给张C意外死亡引发的各种猜想画上了句号。但是，这起事件也再度敲响了关注干部心理健康的警钟。近年来，因患有抑郁症而发生自杀事件的官员并不在少数，这不得不引起有关部门的高度警惕。

(引自：央视网，2011年7月12日，有删改)

🪷 心理解读

干部作为特殊的群体，不断加码的压力和愈加复杂的环境，使得其罹患心理疾病，甚至走向自杀的风险越来越大。因此，干部有必要对自杀现象有一定的了解，积极预防可能出现的极端事件。

1.自杀的常见原因

自杀是一个极其复杂的现象,是生物、遗传、心理、社会、文化以及环境等因素相互作用的结果。通常来说,以下是自杀最常见的原因:患有极其严重的抑郁症、精神分裂症、人格障碍;酗酒和药物滥用;疾病和身体残障;报复、愤怒、给在乎的人教训;表达强烈抗议;突然丧失所爱的人、失去重要工作或岗位、健康出现大问题;经历创伤;性歧视等与性有关的问题;蒙羞、在公众面前受辱、遭受丑闻的困扰;遭受威胁、勒索、敲诈;经济状况出现严重问题;为了不给家庭带来负担而牺牲自己;害怕面对后果;为了荣誉和尊严。通常来说,自杀是当事人有一些令人痛苦的情感、观念、期望和渴望没有得到解决和满足,从而产生激烈冲突,当事人通过自我对话得出了只能自杀才能解决问题的结论。因此,自杀很少是一时冲动的结果。自杀不是想去到什么地方,而是不想待在某个地方。不幸的童年或受虐的童年经历会降低一个人对心理伤痛的承受力,并增加自杀企图或自杀的可能性。在萨提亚心理治疗模式看来,想自杀的当事人自尊水平较低、人际交往技巧较差、难以处理愤怒及许多其他情绪。当然,除了内部心理原因,干部自杀还有一些外部诱因,例如公务员考核的压力、执行公务的风险、缺乏公务员心理压力舒缓途径等。

2.自杀的常见征兆

一是言语方面的征兆。如果听到身边有干部经常说"我不想活了""还不如死了痛快""现在没有人可以帮助我""我再也受不了了"等之类的话,或者总谈论与自杀有关的事都要格外关注。一旦确认某人有自杀动向要及时采取救助措施。二是行为方面的征兆。如果身边有干部流露出极端无助或者无望的状态,突然出现与亲朋好友告别、频繁出现意外事故、饮酒或吸烟量大增等异常举动时,都应引起注意,确认情况后采取必要的措施,以免意外发生。有研究表明,90%的自杀当事人都会以各种方式留下自杀的线索。不过有些线索比较隐晦没有得到辨认,有些线索则是身边的人不够敏感而被忽视,导致自杀信号没有被有效地接收,更难以得到妥善的处理。

3.自伤与自杀

自伤又称自残或蓄意自我伤害,是指有意且往往是重复性地对自己的身体造成社会难以接受的伤害,但没有死亡的意图。自伤包括割伤、烧伤、撞头、抠伤口或者故意影响伤口的愈合等行为。自伤与自杀之间的关系很复杂,既有关联,也有区别。有研究者认为自伤是独立于自杀之外的行为,是认知、情绪、行为、环境、生理和心理因素之间交互的复杂结果。然而有一些自伤,其程度可能致死。因此,有自伤行为的干部应该被认真地关怀对待。

心理应对

自杀对每一个人来说,都是一个沉重的话题。因此,人们往往回避这个话题,甚至觉得如果谈论自杀问题,是在给对方或自己进行这样的暗示。世界卫生组织明确澄清了这样的误解,认为像心理辅导等专业人员,正是通过谈论自杀话题来确定对方的情感状态并帮助其走出心理窘境,是打消自杀念头的必要步骤。

1.学会留意风险信号

总的来说,自杀是一个极小概率事件,不过一旦发生,就影响重大。同时,自杀总是会有很多信号或明或暗地透露出来,及时进行自我评估并寻求帮助与干预通常效果都很好。自杀评估主要是评估自杀威胁、自杀姿态和自杀企图以确定某人即刻或在不久的将来可能危及自身或试图自杀的可能性程度。其中有三个最高风险信号,一旦出现必须高度关注:一是不久前才尝试过自杀行为;二是存在危险的、可能导致自杀的精神病性症状;三是在与人交谈的过程中流露出自杀意图,表明自己已经拥有成熟的近期自杀计划(或是周围的可靠人员感知有这样的计划存在)。对于干部家人及同事来说,面对一个企图自杀的个体,应马上安排专业医疗评估并考虑医疗稳定性问题,然后以一种镇静而关注的姿态与其接触,建立畅通的渠道来收集必要信息。

2.懂得寻求专业服务

当干部感知到自己的自杀信号时,应当主动寻求专业服务。心理辅导适用于所有的有自杀意向或自杀行为的干部,心理辅导方法通常因人而异,一般包括认知行为疗法、辩证行为疗法、精神动力疗法以及家庭心理辅导等。缓释紧张心情,承认并战胜无助、无望和绝望的感觉,以及激发自我意识和培养积极向上的个性,在对自杀患者的心理辅导过程中也很重要。辅导的重点在于应对技巧方面,通常包括:更深刻地认识自我、辨别情感冲突、增强自尊心、改变适应不良的行为、学习有效解决冲突的技巧,以及更有效地与人交流互动。值得注意的是,反复尝试自杀的风险在首次尝试以后的一年内最高。因此,心理辅导需要跟踪服务和预后治疗,包括案例管理、持续的电话联络,以及在必要时登门拜访。过早终止心理辅导以及对治疗响应不足均有可能导致最终自杀的悲剧。

3.及时干预自杀行为

对自杀危机事件的应对,平时建立心理危机的预防和预警体系非常重要,这主要包括:心理危机相关知识的普及宣传教育;建立心理健康普查和心理健康档案;对分管安全工作等相关人员开展心理危机相关知识培训;利用多种途径收集预警信息等。一旦危机来临时,就可以依据单位心理危机干预预案,通知联络救援人员、单位负责人和相关人员,及时启动干预行动。如果某人产生自杀的想法(念头)并准备行动时,必须立即采取措施加以控制。这包括评估、寻求援助、与有自杀想法的人订立各种契约以对其监督,鼓励家人参与,以及心理辅导。对自杀患者的拯救还包括药物或住院治疗。不能将自杀危机管理视作一项孤立的事件,通常还需要及时向组织汇报。

第九章　婚恋与心理健康

内容简介

古人云"家和万事兴，家齐国安宁"。和谐幸福的家庭氛围有利于个体化解工作、人际压力，为其提供情绪支持、情感慰藉。值得信赖的亲密爱人，能激发彼此的潜能。

担负着党和人民事业重任的各级干部，在治国理政的过程中面临着工作负荷大、人际关系复杂等状况，承受着不小的心理压力，非常需要家庭的支持。但是，由于各种原因，干部往往容易忽视家庭的经营尤其是夫妻关系的建设。

如何提升婚姻质量，让优质的情感滋养生命？如何以发展的视角面对夫妻之间的矛盾，以积极的心态不断调适？当婚姻的矛盾不可调和时，如何体面分手，好聚好散？如何顺利再婚？本章将以依恋理论、需要层次理论等心理学理论为基础，聚焦干部的亲密关系建设，帮助干部营造和谐温暖的家庭氛围，让"夫妻共同体"成为领导者的事业发展和人生幸福的坚实支撑。

一、恋爱与心理健康:无情未必真豪杰,怜子如何不丈夫

⚙ 心理叙事

风雨中的爱情

彭X和林Y相识于抗战的战火烽烟之中,彭X是新四军的将领,林Y为中共地方组织的工作人员。1941年9月,他们结婚后,因为工作相隔较远,长期不在一起生活。结婚三年,共同生活尚不足半年时间,他们只能通过一封封书信互诉衷肠,又相互勉励。彭X在致妻子林Y的书信中写道:"我俩是为了党的事业,为了革命的伟大的爱!相互帮助,相互鼓励,相互安慰,使我们的事业更前进些、收获更大些,这应当是我们的神圣的目标……"这些话字里行间透露出共产党员对于革命理想的赤诚之爱,也展现出对于爱人的铁骨柔情。理想的爱情不是花前月下,而是感情上的相互扶持,事业上的相互勉励。

战场上的彭X作战勇猛,身先士卒,加之下笔千言,倚马可待,人称"潇洒将军"。他牺牲前四年写下的八十余封家书,则生动表现了这位"潇洒将军"的另一面。林Y曾深情地回忆说:"为了寄托对他的无限思念,我常常要取出我所珍藏的他写给我的信,细细阅读。这时,我又仿佛回到了那如火如荼的民族解放战争的年代……"烽火连三月,家书抵万金。

(引自:《光明日报》2018年9月18日第5版,有删改)

❀ 心理解读

战争年代,党员干部为民族独立义无反顾冲锋陷阵。新时代背景下,干部全心全意为人民服务,始终奋斗在第一线,工作在最前沿。干部由于其工作的特殊性,照顾家庭和爱人的时间和精力相对缺乏,恋爱关系、夫妻关系等亲密关系的建设相对不足。而亲密关系,不管是爱情还是婚姻,都在人生中处于非常重要的地位,处理得好能给人带来很多幸福和快乐,处理得不好则有可能造成伤害,因此科学认识亲密关系,重视亲密关系,长期经营亲密关系,关乎每个人的幸福。

1.亲密关系能带来温暖和安全感

人是孤独的,而与他人建立关系,尤其是亲密关系能帮助我们对抗孤独,体验温暖和安全感。

早在1959年,美国心理学家哈洛做过这样一个实验:他让刚出生的猴子跟妈妈分离,跟两个人造妈妈住在一起。两个人造妈妈一个是用铁丝网制作而成,一个是用绒布制作。铁丝网妈妈身上有奶瓶,绒布妈妈身上没有。他假设,猴子会认铁丝网妈妈为娘,因为俗话说得好,有奶便是娘嘛。实验结果让很多人大跌眼镜,小猴子大部分时间都和绒布妈妈待在一起,小猴子紧紧地抱着绒布妈妈,还不时用脸颊蹭一蹭绒布妈妈温暖柔软的"皮肤"。只有饿到实在不行,才迅速跑到铁丝网妈妈身上喝奶,喝完奶又马上去找绒布妈妈。小猴子时刻跟绒布妈妈在一起说明小猴子对亲密的需要,即使这个妈妈有点儿奇怪,但它还是觉得这个妈妈能带给它温暖,带给它爱。

人类和动物一样,需要这种触碰的感觉,需要依恋,生来需要通过不断地互动、回应逐步建立亲密关系,从而一点一点建设自己的安全感。亲密关系一旦成功建立,孩子安全感满满,他们就更敢于外出闯荡,因为内心始终有一块柔软的部分让他们确信,不管自己成功还是失败,总是被亲人爱着的。

2.亲密关系能持续提供面对世界的勇气

亲密关系的真正意义是因为有另一个人的存在,人们才有面对世界的勇气,才有联结他人、社会、自然世界的动力。如果这个人不存在,即使人们什么都能做,却没有动力与更宽广的世界联结,而是封闭在自我的精神小天地里。亲密关系让爱流动起来了,爱赋予了人们行动的勇气和力量。

就像书信联结了彭X和林Y,即使彭X牺牲了,曾经的书信字里行间的铁骨柔情依然让林Y感受到这份关系的存在,感受到自己被扶持、被勉励,从而获得力量。

3.安全型依恋的人更容易建立亲密关系

许多心理学家认为,人们早期的人际交往经历,如个体与父母的互动模式会对个体目前亲密关系中的交往模式有直接或间接的影响。经历影响着个体与他人交往的方式,以及和他人的关系。尤其是婴儿期的经历,会影响人们的依恋类型,并在整个童年和青少年时期继续发展。而依恋类型影响着人际关系中的思维、情感和行为模式。研究表明,成人的依恋风格不仅影响着恋爱关系,而且能够间接预测婚姻质量。

依恋有哪些类型呢?

安全型——低回避、低焦虑;

迷恋型——低回避、高焦虑;

冷漠型——高回避、低焦虑;

恐惧型——高回避、高焦虑。

接下来具体看看每种依恋类型的特征,你也可以初步看看自己更接近哪一种依恋类型。

(1)安全型

安全型依恋的人在爱情和婚姻中往往能获得更高的关系满意感,他们往往很快乐地与他人交往,很容易与他人发展出轻松信任的人际关系。他们不怀疑恋人的爱,不担忧恋爱和婚姻关系,也不回避婚姻和恋爱关系中出现的矛盾和冲突,并能积极、乐观地解决问题。他们对恋人的态度更加开放,更善于自我表露,坚信恋爱的长久。

(2)迷恋型

迷恋型依恋的人不回避跟别人建立亲密关系,但是不够确信恋爱的稳定性、持久性,对有损亲密关系的任何威胁都警惕不安。他们依赖恋人,需要被照顾,期待得到对方的肯定和赞许,有时甚至表现出对恋人的过分控制,从而导致恋人的疏远。恋人的疏远行为又会强化他们的不安全感和担心,他们为了寻求安全感,在交往中又会表现出更强的控制欲。

(3)冷漠型

冷漠型依恋的人常常惧怕亲密关系,拒绝信赖别人,所以他们也较少主动与恋人发生亲密的接触;他们会回避投入情感、自我表露,难以完全相信和依赖别人,也会压抑与依恋有关的想法和情感,认为恋爱关系不必刻意维持也能很稳定。当关系中出现矛盾和冲突时,他们习惯于逃避。

(4)恐惧型

恐惧型依恋的人害怕和他人建立亲密关系,但又渴望和他人有亲密关系,希望别人喜欢自己,更担心自己会离不开对方。他们会担忧没有人会一直和自己保持亲密关系,那个人终究会离开自己,而自己却沉迷其中不能自拔,因害怕被拒绝而回避亲密关系。只要有人试图在感情上亲近他们,他们就开始紧张。恐惧型依恋的人结婚后,往往过度担心伴侣离开自己,所以,他们经常回避亲密关系。

研究发现,早年形成的依恋类型确定后相当稳定和持久,会影响到个体之后的人际关系模式,但是也会不断地受到个体成人后经历的影响。如果情侣双方能共同理解自己的依恋特征及其形成的原因,可以经常去觉察依恋模式对自己行为产生的影响,接纳自己的这些行为,并尝试着去突破和改变,同时还要有开放的心态和面对问题的勇气。比如你是一个冷漠型依恋的人,发觉自己跟伴侣在一起时很难打开自己,伴侣也会抱怨你什么都不跟他说,好像不爱他。那么你可以试着将自己的想法、情绪真诚地告诉对方,当然这些想法和情绪可能会让对方生气或不解,但是请不要退缩,也不要因此而后悔自己说了,要想这是你在突破自己,同时也要想一些办法平息对方的怒气或下次选择用更委婉一点儿的方式。慢慢地,你就会在亲密关系中获得安全感和更幸福的体验,实现亲密关系质量的改善和个人安全成长的双向促进。

❈ 心理应对

如何在有限的时间和精力中,建设与经营好亲密关系,是很多干部面对爱情和婚姻时面临的挑战。

1.主动给予,让彼此确信这段感情是有未来的

弗洛姆在《爱的艺术》这本书中很早就提到过,真爱的基本要素,首先是"给"而不是"得",能给对方关心、尊重和了解。给出的一方,往往是内心更有力量的一方,"给"是内心强大、生命有活力的表现,跟尊严无关。如果干部认为付出有损自尊,那是不够成熟的表现。

在本节的案例中,彭 X 身为将领,在百忙之中仍然亲笔写信,这些饱含深情的文字一直代替他温暖着妻子。

对于干部群体,提升爱情和婚姻中亲密关系质量的关键在于提高经营意识,不需要投入太多时间和精力,只需要做有心人,能做到"人不在身边,心始终跟随"。主动分享情感,让对方知道你的想法、需要和情感。这里给大家推荐一

种积极回应的小技巧"发球—回球"技术。

人和人之间的互动,有时就像打球时的发球和回球一样,要在合适的时候力度合适地回应。既不能过早回应也不能过晚,力度不能过大也不能过小。如果对方分享了自己的感受,你也要及时正面地反馈。比如女友说:"我近期一直跟进的项目有了新的进展。"这个时候你可以马上对她进行正面的肯定,可以说:"亲爱的,你好棒啊,祝贺你。我都能想象到你得有多高兴。我真是越来越欣赏你的智慧和沉稳了,未来有你相伴,我感觉更踏实了……"

"发球—回球"技术的具体步骤是:

(1)听到信息,马上用大脑接球,理解并分析信息;

(2)大脑整合所有信息后,迅速做出判断,得出结论,并下命令;

(3)大脑指挥身体通过语言或行动回球。

多次熟练应用这样的"发球—回球"技术,一遍遍来回往复,两个"打球"的人会越来越默契,感觉对方越来越理解自己。

主动给予,能让自己和对方都更相信这段感情是有未来的。

2.建立联结,敢于通过多种方式表达爱

表达爱意的方式有很多种,有声语言、肢体语言、无声的文字等,中国的文化让人们在表达感情时变得很含蓄,含蓄本身不是坏事,但过于含蓄对方不容易体会到这细腻的爱。比如,很多事业有成的干部喜欢用专心致志地追求事业的态度向对方表明自己对对方的在意和对家庭的责任。两个人好不容易在一起了,谈论的都是工作。这种工作精神值得肯定,但是对方很难从干部长期加班不回家的行为中感受到对自己独有的爱。

中国的文化可能会让干部不好意思直接对对方表达"我爱你"这类字眼,此时不妨试试肢体语言。这里给大家推荐一种爱的联结技术。

当语言不能帮助干部与他人顺畅进行联结的时候,试一试身体接触呢?当自己去跟别人的身体进行接触的时候,这一过程就叫作"建立联结"。眼神的追随和注视、温暖的拥抱等都可以很快将爱意传达过去。

爱的联结技术的具体步骤是:

(1)试着深吸一口气,让这口气唤醒心底的爱;

(2)缓缓吐气,让被唤醒的爱升腾至眼底;

（3）饱含深情地望向对方至少10秒钟；

（4）眼神追随对方的行动至少10秒钟；

（5）微笑或者拥抱。

国外行为学家曾在一个商场里进行过一项有趣的实验,让调查者叫住了单独购物的男女,请他们回答简单的问卷。调查者询问的方式有两种,一种是询问的时候接触对方的手臂；另一种是没有接触对方的身体。问卷即将结束时,调查者会假装不小心将问卷纸散落一地,看看对方是否会和他一起捡起来。结果,被触摸过手臂的回答者选择帮忙的比例比没有身体接触的人高。简单的接触都会拉近人与人之间的关系,更不要说温暖的拥抱了。很多人都反馈,本来对总是不顾家的丈夫或妻子有怨言,结果人家一个热烈的拥抱,如春风化雨般就化解了诸多的抱怨,让他们喜欢这简单的美好和温暖的力量。

3.多些沟通,避免破坏性争执

人们往往不如自己以为的那样了解伴侣,所以多沟通是上策。沟通的目的是求同存异。研究表明,如果发现与伴侣的共同点越多,彼此越喜欢。

沟通的内容可以聚焦于达成一致的价值观和未来目标的统一或相近,这样更有利于与伴侣未来的和谐生活。这里有几个重要问题供参考：

（1）人生的目标,人生的大方向,理想生活的状态；

（2）对生育的看法,生几个孩子,对孩子性别的认识；

（3）对挣钱、理财和投资的态度；

（4）家务的分配,赡养老人、照顾孩子等职责的分配等。

如果伴侣双方在重大问题上存在分歧,并不会因为结婚了这些分歧就没有了,回避问题反而会成为婚姻关系的重要阻碍,破坏婚姻关系。沟通这些现实问题并不一定会让双方都满意,但是可以让事情有个结果,可以在这个过程中提升彼此的沟通能力,深入了解彼此。沟通是帮助干部建立亲密关系的重要途径。

男人和女人表达问题的方式往往不同。如男人习惯于以解决问题为中心,而女人多喜欢表达情绪。在矛盾冲突的时刻,男人最重要的是稳住自己的心态,这样才有机会稳住对方的情绪。尊重对方的选择,尊重对方的付出,都能让对方感觉到自己被看见、被重视,自己在对方心中是有价值和地位的。

再比如,男人喜欢直接表达,而女人喜欢让对方猜测自己的心思。对于这种差异,直接沟通往往效率最高。爱情或婚姻中的沟通,不是谁给谁下命令,也不是谁占有谁或束缚谁,而是不管面对怎样的分歧,都能相互尊重地阐明自己的想法,读懂对方的意图。

二、夫妻矛盾:山重水复疑无路,柳暗花明又一村

❀ 心理叙事

糊涂的爱

宁夏回族自治区经信委原副主任高T与丈夫是大学同学。因为爱情,丈夫放弃留在大城市工作的机会,追随高T来到宁夏。论才智、论能力,高T认为丈夫都比自己强。但也许是时运不济,丈夫的事业远不如自己顺利。随着高T事业的不断上升,特别是到大武口工作以后,对家庭的照料越来越少,女儿的学习成绩不尽如人意。对丈夫、对家庭的负疚感成为高T的心病。

如何缓和家庭日益尖锐的矛盾? 夜深人静时,高T反复思考。考虑的结果是:待到自己位更高、权更重时,丈夫自然会更尊重她。短时间内,她只能为丈夫"提供"更多财富,以弥补对丈夫和家庭的亏欠。而丈夫林某也认为,自己跟着妻子来到宁夏,牺牲太多,从高T身上要一点儿经济补偿也理所应当。慢慢地,夫妻俩在利用高T手中的权力帮朋友、为自己捞好处上达成了共识和默契,高T成为丈夫眼中"最识时务"的明白人。

2014年12月10日,宁夏回族自治区吴忠市中级人民法院一审判决高T受贿134万余元,犯受贿罪,被判处有期徒刑9年。

(引自:《人民日报》2016年7月26日第17版,有删改)

❀ 心理解读

夫妻双方由于价值取向、行为方式、思维方式等方面的差异,很容易在婚姻生活中产生矛盾。加之,有些干部对婚姻家庭的经营意识不够,夫妻之间更容易关系疏离,产生矛盾。其实有矛盾有争吵并不可怕,再美满的家庭也有矛盾,不同的是美满的家庭善于沟通化解矛盾。改变可以改变的,接受不能改变的。婚姻中睁一只眼闭一只眼,矛盾会减少很多,家庭也会幸福很多。

1.婚姻缺少爱情,容易引发矛盾

爱情是婚姻的基础,是婚姻的鲜活剂。一段婚姻中,如果双方对彼此都没

有了爱,那么婚姻维持起来就会变得刻意和艰难。

美国心理学家罗伯特·斯滕伯格提出了著名的爱情三角理论,他认为爱情是由激情、亲密、承诺三大要素构成的。激情是情绪上的着迷、生理上的吸引,身心的一体化(看着就高兴,没有理由地咧嘴傻笑,心情的天空都晴朗了;呼吸急促,周身热血沸腾);亲密是心理上互相喜欢的感觉,包括赞赏、内心世界的分享或拥有相同的世界观和价值观而产生的心灵交融(两人静坐,哪怕是彼此做着自己喜欢的事,不需要过多言语,一个眼神、一个动作都能明了彼此的心意);承诺是内心愿意为对方付出、承担责任(无论疾病还是健康,无论贫穷还是富贵,或任何其他理由,都爱他、照顾他、尊重他、接纳他,永远对他忠贞不渝直至生命尽头)。斯滕伯格认为,爱情中这三个要素缺一不可(见图9-1)。

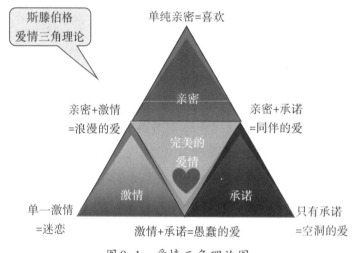

图9-1　爱情三角理论图

结婚时间长了,鸡毛蒜皮的生活琐碎容易消磨彼此的爱情。而干部们面对繁重的工作压力,经常没有更多的时间和精力去制造生活中的浪漫和惊喜,夫妻之间的爱情很难一直保持新鲜感。所以有人说"婚姻是爱情的坟墓",但也有人说"婚姻是爱情的归宿",到底是坟墓还是归宿,全在于个人对家是否有爱、对爱人是否有爱,是否在用对方喜欢的方式表达爱。婚姻不是爱的终点,它的稳定与发展需要两个人彼此珍视、携手前行。

2.婚姻缺少经营,容易产生矛盾

不少夫妻缺乏经营婚姻的意识和为维持婚姻付出热情的行动。热恋时的美好更多是以性吸引为支撑的本能体现,热恋阶段之后进入关系的平稳期,需要经营意识。稳定的婚姻关系,更需要下功夫经营。本节案例中的高T与丈夫林某就因为缺少经营,导致家庭矛盾日益尖锐,加上高T不正确的"补偿心理"作祟,最终走上了违法犯罪的道路。有人认为,老夫老妻就是一家人了,就是亲人了,何必像恋人一样麻烦呢? 于是少沟通、缺陪伴,天长日久伴侣的抱怨增多,矛盾就出现了。

其实,每个人都希望从婚姻家庭中获得归属感,只不过男人和女人对归属感的理解不同。男人有两个重要的情感需求:一是"能力需要得到信任",二是"才华需要被欣赏"。心理学家们发现,由于社会化的影响,"能力"与"成就"是男性评判自己最重要的指标,他们也借此希望从最亲密的人那里得到更多信赖和欣赏。男人最忌讳的是能力被否定,最讨厌的是轻易伤害他们的自尊。男人的才华不仅包括地位、经济实力,责任感、兴趣爱好等都是才华的一部分,他们都需要被女性看到和认可。而女性最需要的是被关怀、被肯定、被尊重。女人最在乎的是她的情绪是否被人了解,她是不是正在被爱之中,她的想法和感受是否被看见、被听到、被尊重。这是女性在婚姻中的所需。

婚姻关系跟其他关系有相同之处,就是人们能够在关系中获得自己想要的,同时能够给出对方想要的,这样的关系就是稳定的关系,就能幸福地走下去。了解男性和女性在婚姻关系中的这些心理需要,不必费尽心思去准备什么礼物,不必搜肠刮肚去酝酿甜言蜜语,对他多一份欣赏、鼓励和肯定,多一些崇拜的眼神,多一些示弱撒娇的信任;对她多一些不讲道理的深情相拥,多一份不带建议的深深共情,多一份看到她为家付出的感激。这些都可以让伴侣感受到来自对方深深的爱和理解,双方的关系也会因为这些爱和理解愈加稳固。

3.不合理信念,容易激化矛盾

能帮助人们产生积极、适当的情绪和行为的想法,人们称之为合理信念;产生消极、不适当情绪和行为的想法,人们称之为不合理信念。提出情绪ABC理论的埃利斯认为:人们的大多数情绪困扰是由于人们常有的一些不合理的信念(看法)产生的。长期持有这些不合理信念会形成错误的思维定式,最终会导致情绪障碍或者人格障碍。常见的不合理信念有11种,归纳起来有三个特点:绝对化要求、过分概括化、糟糕至极。

绝对化要求就是以自己的意愿为出发点,认为某些事物就应该如何或者不应该如何。比如有的人找到了自认为很合适的伴侣就认为"我爱他,那他一定得爱我""我对他好,他也必须对我好""我事事谦让他,他也应该宽容我""我条件比他好,他就应该事事听我的";有的人婚姻失败了,就认为"此生我不会再遇到真爱了,我太糟糕了"……

比如上述案例中的双方,因为缺乏沟通,彼此内心对对方都有绝对化的信念。高 T 丈夫认为婚姻就是互利互惠,婚前我牺牲了机会成全了你现在的事业,那高 T 就应该给他经济补偿,他代替妻子受贿就是妻子补偿的一种方式。因为秉持这样的绝对化信念,让高 T 一步一步滑向犯罪的深渊。

过分概括化,是一种以偏概全的方式。如伴侣有一次没有把使用完的牙具放回原位,就说"你总是这样到处乱放东西""你就是不爱清洁""你就是不体谅我的付出";伴侣对家庭照顾少就指责对方"你不要这个家了"……

糟糕至极就是看不到危机中的转机,遇到一点点不好的事情就想到最坏的结果,一下子跌入不良情绪的深渊爬不出来。有的人认为如果发生了一件不好的事情就全完了,非常糟糕和可怕。如:有人在工作中出现了一点儿小失误被领导看到了就觉得自己没前途了,领导不会再重用他了;婚姻失败就感觉人生都失去了意义;有些干部回到家中依然习惯用命令式的语气与家人交流,当家人没有完全领会命令时,就认为对方不可理喻,试图用更严厉的命令推进,对方不服从就心生嫌弃,认为对方层次太低配不上自己……这些都是糟糕至极的表现。

✿ 心理应对

其实婚姻关系中的矛盾是个体自身以前存在的问题的重现,当它暴露出来时会让个体感觉烦躁、恼怒,这个时候个体往往会把责任推给对方,矛盾冲突由此产生。对于家庭中的矛盾冲突,有些人解决不了就避而不谈或是干脆分手了事,这都不是好的应对方式。婚姻中不换人,多换换思维,婚后闭上一只眼,其实很多问题也会迎刃而解。同时,婚姻中的矛盾也是一个发现自己问题的机会,是一个解决问题让自己成长,同时也成全对方的过程。

1.求同存异,和谐共处

没有差异的两个人几乎不存在。有些人因为差异大而分开,也有很多性格差异非常大的人仍然十分恩爱呢。两个人有差异不是问题,如何处理因差异而产生的问题和冲突会导致不同的结果。婚姻成功的关键,其实不在于性格有多契合,而在于两人有冲突的时候,是否有能力平和地处理"天差地别"。

心理学家高特曼的研究发现,那些婚姻幸福的夫妻,他们在日常相处中出现的正面情绪,至少是负面情绪的五倍。也就是说,因为他们更能感知和营造婚姻中的幸福时刻,能掌握亲密关系中相处的诀窍,化解"不同"的冲突,所以才能拥有属于自己的幸福。

所以,两个人之间的差异大不大不是矛盾的核心问题,处理矛盾和冲突的能力才是关键。

2.善用情绪ABC理论,夫妻矛盾促沟通

情绪ABC理论是由美国心理学家埃利斯提出的,他认为刺激事件A只是引发情绪和行为后果C的间接原因,而引起C的直接原因则是个体对A的认知和评价产生的信念B。也就是说,同一事件不一定导致同一结果,对事件的不同的看法(B1和B2)会导致不同的结果(C1和C2)。结果是由怎么想导致的,跟发生了什么事情没有直接联系。(如图9-2所示)

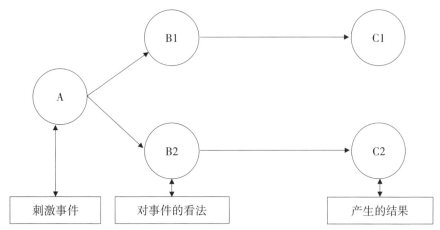

图9-2　情绪ABC理论示意图

刺激事件A与情绪、行为结果C之间还有个对刺激事件A的看法,即解释B在作怪。比如某个干部下班回家后,对着伴侣端上来的饭菜发脾气:"怎么都是

素的啊？不知道我辛苦一天想吃点儿好的吗？"如果伴侣此时做出回应，用B1的想法去看待干部对饭菜的挑剔，那他就会觉得自己辛苦做事还被挑剔和指责，两个人很可能就爆发一次争吵，对应的C1就产生了。这样的争吵因为没有抓到问题的实质，仅仅供彼此发泄了一部分情绪，对促进感情效果不大。如果换个思路，用B2来看待问题，干部一回来就发脾气，是不是在外面受了委屈？很有可能家庭这个场所只是情绪的发泄点，但情绪的累积点有可能在家外。如果伴侣此时抓住这一点，多询问、关心一下对方，干部会觉得自己是被理解甚至是支持的，情绪就会缓和很多，慢慢地也会用更和缓的方式发泄在外面受到的委屈，这样的C2是伴侣愿意接受的。因此，当矛盾出现时，恰恰是夫妻提升沟通能力的时机。干部要善用情绪ABC理论，让矛盾变和谐。

3.换个角度看问题，积极建设夫妻关系

婚姻就像是围城，这样想的话，城里的人想出去，城外的人想进来，都觉得得不到的才是最好的。换个角度，从积极的视角以阳光的心态再看，围城里面的就享受围城里面的好，围城外面的就享受围城外面的好，只看拥有，珍惜当下。

换个角度看问题，用积极的视角看待与伴侣之间的关系，或许会有不一样的惊喜发现。"横看成岭侧成峰，远近高低各不同。不识庐山真面目，只缘身在此山中。"（苏轼《题西林壁》）

夫妻之间因为性别不同，成长环境不一样，成长经历有差别，难免会有这样或那样的矛盾，矛盾面前才见修养，或许自己认定的事实只是事实的一部分呢？不妨在生伴侣气的时候，不着急发作，先试着舒缓一下，深呼吸放松或者换个环境走一走，等待自己情绪相对平静的时候，尝试换个角度再看看这个问题，是不是这个问题还有其他理解，尝试跟伴侣做沟通，给伴侣解释的机会，听听对方怎么说。

情绪ABC理论告诉我们，不同的看法产生不同的情绪和结果，由该理论产生的合理情绪疗法告诉我们，遇事多换几个角度看一看，找到更有利于关系建设的角度，产生合理的情绪和行为，积极建设关系。

其实，压倒婚姻的往往是鸡毛蒜皮的小事。浙江省高级人民法院公布的"2018浙江省法院离婚纠纷司法大数据"显示，2018年该院近5万起离婚纠纷案

件中,34.21%是因为生活琐事。(如图9-3所示)

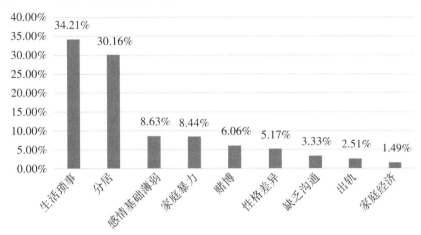

图9-3 离婚原因分类

婚姻关系出了问题很正常,就像有句电影台词说的:"买台冰箱,保修期三年,嫁/娶一个人,还能保证一辈子没问题?出了问题就修嘛。"

其实,婚姻中的那些令人不愉快的行为,有近80%源于过去的生活经验,20%关乎现在的感情关系,这就是著名的爱情的80/20法则。也就是说,人们和伴侣之间的表达情感的方式、亲密相处的模式,约80%是受到原生家庭的影响。所以,没必要动不动就想到爱与不爱的问题,腾出更多精力去学习亲密关系的相处更有意义。

4.直面矛盾,为伴侣提供正向情绪价值

情绪价值是指给人带来一切美好感受的能力,能引起正面情绪的能力,包括正向情绪价值和负向情绪价值。一般日常提及的情绪价值,都是正向的情绪价值。如何才能为伴侣提供正向的情绪价值呢?

(1)自己的情绪要稳定

大家还记得历史上以少胜多的著名战争——淝水之战吗?东晋以八万人马,打败了前秦八十万大军。作战部队的人数与对手差距很大时,很多将领此时都会心虚、焦虑,但是淝水之战中东晋的统帅谢安在战前却闭口不谈御敌之事,反而一反常态,与家人游玩下棋,镇定自若,专注于下棋本身。他的手下将领看统帅这般淡定以为统帅一定有锦囊妙计,胸有成竹,所以回去后,各司其职,各练其兵,士兵们看他们的将领都不慌不忙,也都跟着变得不慌乱,严阵以待,最终取得了胜利。

遇到困难时,婚姻中的伴侣如果能够让自己的情绪相对稳定,进而帮助对方稳定情绪,共同对抗困难,而不是相互指责、埋怨、批评、起内讧,必能达到夫妻一心,其利断金的效果。

(2)真诚赞美对方

赞美的前提是欣赏,能得到他人欣赏是一件让人身心愉悦的事。所以,一般人都喜欢被赞美。干部可以花一点儿时间关注伴侣,多看看伴侣身上的优点和闪光点,多向伴侣表达认可和欣赏。

(3)委婉地提出建议

在对方有情绪时提建议、讲道理不是好时机,当伴侣情绪稳定或情绪变好后,可以聚焦到问题的解决上。比如干部可以提些建议,但提建议不能用"你要……"的方式,没人喜欢被要求。不妨试试以"我希望……"或"如果能……我就更开心了"这样的方式来提建议,比如建议对方早点儿做饭,可以说,"我希望在回家的时候就能吃到你做的香喷喷的饭菜,好期待啊,我都忍不住流口水了",或是"如果能在到家的第一时间就吃上你做的香喷喷的饭菜,这样的人生真美好啊"。当然,如果对方这么做了,别忘了赶紧给对方点赞!

三、离异问题：一别两宽，各生欢喜

◎ 心理叙事

婚姻问题不容小觑

2009年5月2日，浙江省湖州市女副市长倪F因家庭矛盾引发激烈争执，最终情绪失控，自行攀爬卫生间窗台坠楼身亡，时年50岁。公安部门在整个事件的调查过程中，没有发现倪F有其他问题。

倪F与丈夫夫妻关系长期不和，尤其是倪F当上副市长后工作繁忙无暇顾及家庭，丈夫非常不满，他想要的是居家过日子的小女人，不是干大事业的女强人，两人经常为此发生口角，关系逐渐恶化。丈夫想离婚，倪F不同意，害怕丢人。倪F内心很痛苦，后来她在家里发现了丈夫出轨的证据——一枚其他女性的发卡。这成为压倒她的最后一根稻草。

倪F的同事说，长期以来，倪F一直把家里的问题憋在心里，一直硬撑着，跳楼说明这些问题已经突破了她忍耐的极限，是一个总爆发。

有人说倪F自杀是由于一念之差，她事业成功、性格开朗，不会想不开的；也有人说，如果平时大家多关心一下她的家庭问题，给她出出主意，对她心理多一点儿关怀，这场悲剧或许就不会发生。

（引自：《人民日报》2009年5月6日第5版，有删改）

❀ 心理解读

当婚姻不能继续时，最好的结束方式是好聚好散。一别两宽，各生欢喜。既然不能地久天长，那就放过彼此，放下纠缠，好好道一声：珍重，再见。是豁达，亦是成全。但有的干部放不下婚姻并不是舍不得感情，而是没办法接受自己这段失败的婚姻，他们会以偏概全，认为婚姻失败了，自己整个人也是失败的。尤其是工作能力很强，事业很成功，甚至性格也开朗亲和的人，就像案例中的倪F一样，他们的人生中写满成功，很难接受婚姻的失败。

离婚是原有生活秩序发生重大变化的事件。离婚不仅给当事人带来心灵创伤,还会使他们面临亲密关系破裂,与孩子们的关系发生变化,朋友关系受到破坏等状况,原有的稳定生活秩序被打破,需要建立新的生活秩序并逐渐稳定下来。所以当婚姻出现不可调和的矛盾开始走向解体时,干部很可能会引发一系列生理、心理以及行为上的相关反应,如自我否定、心理恐慌、悲观厌世、暴躁易怒,甚至攻击他人或自伤自杀。

1.性的不和谐容易导致婚姻解体

精神分析学派的奠基人弗洛伊德说,人类有两种本能:死本能和生本能。死本能是毁灭的快感,而生本能是为了获得在时间和空间中的存在感。性本能是生本能的核心,是生命的最终能量来源,是人类所有创造力和智慧的原动力。性能量要么以正常的方式释放,要么升华成为对人类发展和对社会进步有益的事情,但如果性能量过分压抑就会影响人的心理健康。

性既是生育的基本条件,也是表达爱情和快乐的源泉。一般人常见的性方面的问题有两种:性愿望减退和性功能受损。前者影响夫妻性生活的频率,后者影响性生活质量。

影响这两个问题的因素有很多,如身心状况、夫妻关系、生活中的压力、性经验等。个体的心理焦虑程度较高时直接影响性功能的表现。

工作压力过大,内心过于焦虑,很容易影响夫妻之间感情和性的深度交流,时间长了还将对身体健康产生深远影响,需要及时进行科学调适。

2.生活琐事也会导致婚姻解体

人们往往不如自己以为的那样了解伴侣。当家庭发生较大变故的时候,如孩子出生,夫妻一方的职位接连提升或夫妻一方的工作地点频繁变动等,夫妻冲突会增多,对婚姻的满意度会降低,对伴侣的爱会减少,婚姻关系会变得不稳定,容易出现问题。

很多人认为,夫妻关系的解散,一定要有很明确的原因,要么是出轨、家暴、感情不和,要么是三观不合,沟通不畅,教育、生活理念大相径庭,要么是没有共同志向或者性生活不和谐等。两个人之间没有那么多的感情,应该还是可以凑合着往前走吧。笔者近期采访了身边一些离异的朋友,发现他们分开的原因有很多。比如,也许只是因为一方不喜欢对方长期对待他的方式,不管是过于干涉、过于冷漠,还是过多的情绪起伏等;也许只是因为两个人的兴趣爱好、未来的目标和憧憬完全相反,价值观早已分道扬镳,看不到共同的未来;也许一个人经历了一些变化有所成长,而另一个人没有变,也不想变,慢慢变成陌生人;也许只是一个人或双方都累了,想单独生活,不想继续妥协;也许一些重大事件的打击让彼此的关系产生变化。有数据显示,丧失孩子的夫妇离婚率相当高,因为双方处理悲痛欲绝的小概率事件的方式不同,心境也完全发生变化。很多夫妻关系的终止不一定是轰轰烈烈的,而是感情和信任在日复一日的琐碎中慢慢被消磨殆尽。结婚之前,自己越渴望从婚姻中得到更多,对婚姻持有越高的期望标准,结婚后,就越容易对婚姻失望。

3.离婚的过程有三个阶段

(1)萌芽期

刚开始,夫妻中的一方会对与另一方的亲密关系失去兴趣。

(2)疏远期

失去兴趣的那一方开始关注其他异性,行为更疏远,然后双方都意识到了问题所在开始尝试解决问题。这其中会有冲突也会有靠近,有的婚姻危机在这个阶段就解除了,有的或许没有什么效果,婚姻问题依然凸显。

(3)协商期

婚姻危机尚未解除的夫妻,其中一方或双方会与家庭更加疏远,对伴侣的兴趣更加缺乏,有人开始考虑分手,或者就分手话题开始沟通,双方再次关注情感,并聚焦问题,密集讨论、协商,再次试图解决问题。

如果协商不成,他们在一起相处的时间和心思会再次变少,有人开始与伴侣之外的其他人展开非正式约会。或许另一方会再次发起对话,回忆过去,试探未来,如果再协商不成功,那就已经进入分手准备阶段了。最后,他们会以各种各样的方式展开分手行动,亲密关系宣告解体。

❋ 心理应对

干部往往很重视自己的形象。因为干部的形象直接关系到党在群众心中的地位,在执政兴国中起着至关重要的作用,直接影响着自身的威信、说服力和号召力。所以在离婚事件中,干部如何智慧地应对双方经济分配、配偶情绪安抚以及子女抚养等问题成为关键。

1.体面离婚：有礼、有节、得体、适度

分手其实并不容易，需要一个阶段来调整和适应。电影《非诚勿扰2》中，葛优扮演的秦奋曾主持了好朋友的离婚典礼，那里面传达了一个理念：离了也是好朋友，散买卖不散交情。亦舒在她的小说《我的前半生》中也描述了她心目中体面离婚的样子，双方自爱而得体。

日常生活中，举办离婚典礼，通过仪式的方式让双方和双方的亲朋好友有心理准备期，郑重地将彼此的关系调整到新的格局，这样的婚姻毕竟少之又少，更多人的婚姻在结束时不仅不够体面，甚至可以说是没有硝烟的战争。因爱而结合的双方之所以最后很难看地"开撕"，矛盾更多集中在三个方面：经济分配、孩子抚养、情绪安抚。

不知道大家是否知道"金发姑娘效应"？童话故事《金发姑娘和三只熊》中所描述的姑娘，挨个品尝桌子上的粥："这碗粥太烫，这碗粥太冷，这碗粥刚刚好。"凡事都应有度，而不能超越极限。离婚过程中尤其要注重度的把握。

（1）经济分配

秉持尊重的态度积极协商。有人通过打闹的方式是想扩大影响力，逼迫对方放手一些财产好息事宁人。这种情况下，另一方应及时安排协商分割财产的份额。协商时，尊重对方，这其实是尊重夫妻之间曾经的感情，给对方保留自尊心和底线。离婚了，也祝福对方过得好。也可以在我国现行婚姻法的框架下，借助律师、法官的力量完成这样一个体面的告别。如当婚姻危机出现时，双方尚未达成离婚协议，一方提出分居，并达成分居协议，对子女抚养进行约定，并请律师对夫妻共同财产的分配进行见证，避免分居期间双方因财产和子女抚养问题再起争执；分居期间，双方可寻找机会重构夫妻关系，挽救婚姻，也可以在双方达成离婚协议的基础上，体面地结束婚姻。

（2）孩子抚养

承担应尽的抚养义务。孩子是无辜的，无论婚姻状态如何，对自己的孩子负责都是为人父母应该秉持的态度。夫妻要积极协商孩子的抚养、陪伴、经济支持等问题。

（3）情绪安抚

被动离婚的一方，总会产生各种情绪，愤怒、委屈、羞辱、不知所措等，有人

还会情绪失控失去理智地辱骂、哭闹。此时,另一方态度要诚恳,要理解和接纳对方的情绪。离婚后,应保持距离,注意彼此的身份,不要逾越安全距离。

2.倾诉、分享、自助、求助,逐步适应离婚的日子

生活中,有的人经由离婚获得解脱,但也有很多人在离婚后过得并不好。

离婚的过程如果不够体面的话,当事人在离婚后需要很长一段时间进行调整。时间像一剂良药,能够治疗离婚之伤,但它更像中药,疗效比较慢,在离婚后的日子里,还是会有很多人陷于不快乐之中,需要家人、朋友的支持。在合适的时候,要勇敢倾诉、分享、求助。求助是强者的行为。专心追求事业和兴趣爱好,往往能带给自己意想不到的惊喜。离婚一般会让自己的社交圈变小,而工作往来,或因兴趣爱好结识一些朋友,都能让自己认识不同的人,重建自己的社交圈。在不同的圈子和平台,尽情展示自己,发掘和培养自己的优势,让自己越来越有价值,因为价值感能提升自尊水平,带来充实感。如果自己做了很多尝试和努力,仍然感觉沉浸在离婚的痛苦中不能自拔,也可以寻找专业的心理治疗师通过心理咨询调节情绪,整理情感。

离婚后心理调节小贴士:

(1)给自己多一些时间适应;

(2)不要压抑,想哭就哭;

(3)和家人朋友一起熬过这段特殊的时期;

(4)为自己设定一个新目标;

(5)找一个婚姻咨询师聊一聊。

3.做好自己的心理建设,坦诚、正面地与孩子谈离婚

离婚并不意味着关系的完全结束,尤其是两个人还有共同的孩子。因为父母离婚的话,也就有儿童见证家庭冲突、关系破裂。很多夫妇决定离婚时,不确定要不要告诉孩子,他们担心孩子还小,让孩子知道了离婚的事情会对其造成伤害。其实,孩子对父母之间的关系非常敏感,如果不告诉孩子,孩子也会通过各种渠道慢慢知道。因为没有将这件事跟孩子谈透彻,孩子对父母离婚的真正原因或许会有误解,或许还会对感情失望。那么,父母应该怎么跟孩子谈离婚呢?

第一,做好自己的心理建设。一位女士得知老公有了外遇,感觉天崩地裂,

恨得牙根痒痒,愤恨地想离婚,不让他见孩子。直到有一天她突然领悟到,是她和老公的感情出了问题,为什么要惩罚孩子不让他见爸爸呢?她现在对孩子的爱比对老公的恨更重要。于是她选择放下恨,拿起爱,心情豁然开朗。和平离婚后,跟老公达成协议共同照顾孩子,将父母离婚对孩子的伤害降到最低。如果父母自己对离婚的认识都处在非理性状态,充满怨恨、委屈等情绪,那么跟孩子交谈的过程中,在这些情绪的影响下,孩子的感觉并不会太好,甚至还会认为这是一件糟糕的事情。建议父母自己做好心理建设,从内心里真的觉得离婚是对彼此都好的选择之后,将离婚话题的交谈视为一次平等沟通的机会,一次对孩子进行爱情婚姻启蒙的机会。好好地说再见,对孩子也是一种身教。

第二,主动告诉孩子关于婚姻的决定。在夫妻双方思虑成熟的情况下,找到合适的时间,爸爸妈妈与孩子在一起,用平和的语言告诉孩子要离婚的决定。对于年龄比较小的孩子,要把他抱在怀里,看着他的眼睛告诉他,离婚是因为父母决定分开生活,不是因为孩子不乖。离婚后父母仍然会像以前一样爱他,但是爱的方式和之前会有一些变化。也可以听听孩子的想法。

第三,尊重孩子的情绪。允许孩子表达对离婚的各种情绪。不同的孩子对离婚的态度是不一样的。有的孩子饱受父母争吵之苦,对于父母离婚持支持和放松态度;有的孩子会觉得很可怕,大哭大闹不接受;有的孩子或许会憎恨婚姻中犯错的一方。在保护好孩子的前提下,尽量为孩子提供一个安全、信任的环境,允许孩子以他的方式表达各种情绪。如果孩子能平静下来,还可以一起讨论每个人此时的感受。

与孩子沟通父母离婚的注意事项如下:

(1)不要向孩子哭诉,这样会让他们更无助;

(2)离婚后的生活环境不要有太大变动,给足孩子安全感;

(3)坦诚相告,认真倾听并回答孩子的问题;

(4)关注孩子的情绪变化,及时安抚。

总之,婚姻结束了,但是父母与孩子之间的亲情会一直在,与孩子沟通的一个很重要的目的就是让他们意识到这一点。

四、再婚问题：千淘万漉虽辛苦，吹尽狂沙始到金

⚙ 心理叙事

再婚也能很幸福

某机关干部老李离婚3年了，最近碰到了还不错的结婚对象小张。说是小张，其实就比他小5岁，离异8年，但人很聪慧，跟老李一样从农村出来，经过自己的奋斗在城市中站稳了脚跟，还有了自己热爱的事业。老李很欣赏小张的思想和能力，小张也很敬佩老李的沉稳和大气。两个人不像年轻人那样一见钟情，他们在一起真的有很多共同的语言可以交流，感情也在频繁的交流中慢慢升温，越来越觉得温暖。人生的下半场有位精神伴侣也是极好的，他们开始考虑结婚的事情了。

但两个人都有些许犹豫，因为第一段婚姻的结束或多或少给他们留下了一些印记。都说二婚难相处，他们也不确定是维持朋友的现状好一些，还是通过婚姻将情感固定下来更省心。另外，二人都有孩子，老李有个12岁的女儿，正值青春期；小张有个儿子，11岁，马上就是个小伙子了。青春期的少男少女活力四射，不知道孩子们能否接得住他们疾风骤雨般的情绪。

人到中年，老李和小张都希望通过自己的努力在事业上再创辉煌，他们并不希望感情过多地影响到生活的其他方面。

🪷 心理解读

再婚是亲密关系的又一转折点。一些干部在工作上付出了非常多的精力，也取得了不错的成就，但在情感的道路上却不是很顺利。很多时候，他们也会困惑为何总是情感不顺。研究发现，亲密关系与个体童年时与照料者的关系息息相关。精神分析学家弗洛伊德说，童年的记忆就像深水怪兽，极有可能在身体的幽暗处控制着一个成年人的一切行为。因此，深入了解自己，完善自我，学习发展健康的亲密关系，对于每个想获得优质情感的人都很重要。

1.再婚前，自己先成长为优秀伴侣

不知道从什么时候开始，婚姻成了很多人试图解决自己人生困境的捷径。他们期待世界上有一个人是自己缺失的完美另一半。只要找到这个人，自己人生的问题就迎刃而解，就会变得幸福快乐。于是，很多人都忙着去寻找那完美的另一半，而没有时间去完善自己，让自己变得成熟一点儿，成为别人心目中的优质伴侣。当婚姻出现问题时，很多人都埋怨自己遇人不淑，解决办法就是迅速换人。

法国剧作家阿尔芒·萨拉克鲁曾这样说过："人因缺乏判断力而结婚，因缺乏忍耐力而离婚，因缺乏记忆力而再婚。"

民政部门和统计局的数据显示，中国结婚率从2013年开始逐年下降，而离婚率从2010年开始连续攀升，再婚人数逐渐增加。似乎离婚再婚，重新选择婚姻对象成了寻找幸福婚姻的另一条途径。美国心理学家约翰·戈特曼曾对3000多个家庭进行研究，发现二婚离婚率比初婚离婚率高10%。所以，当婚姻出现了问题，离婚了，不要简单地认为是伴侣的错，然后换个人继续婚姻生活，而是要在婚姻中看到自己的问题，自我成长，并进行婚姻建设，用高情商经营婚姻。

婚姻解体最常见的原因就是自身不成熟又对伴侣期望太高。双方都希望从对方身上得到爱，得到安全感，却没能力给予对方渴求的爱和安全感。当不成熟的人说"我爱你"，实质上，这个人可能说的是"我需要你，来爱我吧！"。

稳步发展的婚姻一定是两个成熟或相对成熟的人的结合，所以已经在婚姻上失败过的干部，再次走进婚姻之前，一定要花时间审视、觉察与发展自己。

2.能滋养人的亲密关系宜精不宜多

法国名著《小王子》中有一个著名的故事，小王子面对着5000朵玫瑰说："你们很美，但你们是空虚的，没有人能为你们去死。"倾注了爱的亲密关系才有意义。

但是现在，也有很多人推崇空虚的亲密关系，急于拥有很多朵玫瑰，但是不曾对任何一朵玫瑰倾注爱。这些人追求的不是亲密关系，仅仅是征服。而征服欲望强的人，在拥有之前，会想尽办法与其拉近关系，一旦拥有，会迅速丧失对亲密关系的兴趣。征服欲望越强，丧失亲密关系的速度也越快。

然而，能滋养人的亲密关系一直都跟两个人的投入程度和用心的程度有

关。当两个人共同为某一段关系投入，自然而然地为关系做调整和改变，关系就变成了人生的养料，能让生命变得充盈而美好。例如本节案例中，老李和小张因为有很多共同语言而走到了一起，他们在频繁的交流中逐渐变得亲密，但同时拥有各自的事业，形成了亲密又彼此独立的关系。一段既亲密又能彼此独立的关系，能让干部远离孤独感，感受到幸福，胜过一千个一般的关系。

3.洞察力、自我控制力是婚姻稳定的关键

高情商的人在婚姻中要拥有绝对的洞察能力，不要轻易碰触到对方的情绪暗礁。每个人都有自己的情绪敏感区，它可以是一句话，也可以是一个动作，甚至是一个挑衅的眼神。也许别人做这些没什么，但是，当夫妻（彼此认为最亲近的人）做出时，那后果往往是不可控的。

自控能力属实不易，需要培养。在婚姻中，自控能力有两个方面：

第一，控制自己不要触碰对方雷区。就算自己抓住了对方的过错，也不要对着痛点穷追猛打。

第二，当对方触碰到自己的雷区时，控制自己冷静下来。虽然很难，但是非常有用，要懂得迂回，吃亏是福不是说说而已。

心理应对

弗洛伊德说，人对难以承受的痛苦经历，有一种天然的逃避——不愿意想起和回忆。于是它们被打入潜意识的冷宫，但在日后类似的场景中，未处理的痛苦情绪会再次出现，这个时候如果能够勇敢面对，尽情释放，并被温柔以待，那么这个痛苦经历就会被修复、被放下。关系是治疗痛苦经历的一个机会，干部也需要在关系中被温暖和疗愈，所以干部多了解一些关于婚姻和亲密关系的知识，科学应对，对于婚姻的稳健发展有很多益处。

1.设置底线，避免破窗效应

如果一栋大楼有一扇窗子被打破，打破窗子的人却没有得到惩罚，接下来，这栋大楼的窗子就会被接连打破。这就是所谓的破窗效应。

在婚姻中，如果对对方的所有行为都没有下限地去接受容忍，就很可能在婚姻中形成破窗效应。接下来，你可能会面临更多自己接受不了的事情。

没有争吵的夫妻关系是无法想象的。夫妻有争执、有矛盾再正常不过了，然而所有争吵必须要有下限。有所为有所不为，哪些事情哪些话，坚决不可以说，都要提前立规矩。不能肆无忌惮地伤害对方，干部要保护婚姻中的亲密关系不受到致命伤害。

2.分清角色，慢慢调节好相处模式

高情商的人不仅懂得经营婚姻，在工作上也依旧出色。根据社会心理学的理论，人会在不同的场合扮演不同的角色。但工作是工作，生活是生活，千万不要走错片场。

如果自己是一名老师，千万不要用管教学生的态度来对待自己的伴侣。

如果自己是一个领导，千万不要把自己的另一半当成自己的下属。

…………

人非圣贤，当发现自己走错片场时，要及时停止。另一方，也要给予理解。好的婚姻就是当一个人止步不前的时候，另外一个人会拉他一把。两个人并肩而行，才能走向更好的生活。

夫妻是利益共同体，再婚的夫妻要明白婚姻的本质是合作，合作就意味着求同存异。再婚一样要面临婚姻中的各种琐碎，此时要明白自己想要的是什么。

3.不建议用新恋情治疗旧伤

如果用这一次的婚姻去疗愈上一次婚姻中受的伤，可能旧伤未好又添新伤，又或者是伤疗愈好了，关系也结束了。离婚后需要有一段冷静期，需要重新审视上一段婚姻关系中的自己。自己对婚姻的期望是什么，自己是如何争取的，对关系的发展和最后的结果，自己又是如何评价的。干部要坦诚面对自己的内心。

4.放下对婚姻的理想化期待

有人再婚是出于对孩子未来发展的考虑；有人再婚是想找个可靠的"保姆"照顾自己的生活；有人再婚是想满足自己无条件被爱的需求……婚姻虽然不是工具，但总是被用来满足人的某些需要。古代婚姻的实质是繁衍后代，发展经济，聚集财富。现代婚姻相比较古代多了情感功能。马斯洛需求层次理论告诉我们人有生理需要、安全需要、爱与归属需要、尊重需要和自我实现的需要。当前面的基础性需要得到满足时,才会发展后面的需要。如,人满足了生理需要、安全需要之后,才会更多地关注情感层面的需要,如爱与归属需要、尊重需要,最高层级的需要是自我实现的需要。在婚前,干部应客观审视一下自己能否满足对方对婚姻的需要,对方能否满足自己对婚姻的需要。

5.尊重每一位前任

希望对方没有太多过去,否认前任的地位,或者幻想自己已经完全取代了前任的位置,都是不切实际的。事实上,不管自己接受或不接受,在对方的生命中就是有一些人比自己更早地存在了。有这些想法,或者不自觉地将自己和其前任进行比较,都是嫉妒或排斥心在起作用,这无益于新关系的建立。那么现任探知前任的界限在哪里呢?应该局限于对离婚原因、离婚处理及个人反思的界限,不太适合探究更深入的细节,否则既不尊重对方也会给自己带来烦恼。过度暴露也是压力或负担。

6.真诚面对再婚家庭中的子女

孩子对父母的离异本就有很多想法,面对父母的再婚,孩子内心也同样会掀起波澜。孩子的理性脑和情绪脑都尚未成熟,需要更多的时间适应家庭新成员,在适应的过程中容易敏感、暴躁也是正常的。本节案例中老李和小张就照顾到了彼此孩子的情绪,也因此对他们结婚的事多了几分顾虑。这个阶段,家长要多花点儿心思在孩子身上,在家庭新关系的建立和稳固上。

第一,跟孩子用心交流。不管是对自己的孩子还是对方的孩子,不仅要对其进行善意的教育、提醒,更要用心理解孩子的情绪,接纳、包容孩子的情绪,想办法引导孩子安全调适情绪。爱与被爱都是人与生俱来的本能,孩子也不例外。爱是打开心灵窗户的秘诀,也是开启关系之门的钥匙。虽然有些孩子会慢一些,但对爱的渴望终究会让他们愿意张开怀抱接纳爱。

第二,一视同仁。偏爱某一方子女,常常是再婚家庭矛盾的爆发点。父母若做不到绝对的公平,至少制度上要公平,物质分配上要公平,态度要公平。偏袒对哪一个孩子都不好,一视同仁,能让处在差不多地位的两方的孩子在某些事情面前结成同盟。

附录　心理测评

心理测评一：心理压力测量表

指导语：请用15分钟时间完成这个测验，不要花费太多时间考虑，根据自己的实际情况，选择最符合自己的答案。

题项	总是	经常	有时	很少	从未
1.受背痛之苦	A	B	C	D	E
2.睡眠无规律且不安稳	A	B	C	D	E
3.头痛	A	B	C	D	E
4.颚部痛	A	B	C	D	E
5.如果需要等候,会感到不安	A	B	C	D	E
6.脖子痛	A	B	C	D	E
7.比多数人更容易紧张	A	B	C	D	E
8.很难入睡	A	B	C	D	E
9.感到头部发紧或痛	A	B	C	D	E
10.胃不好	A	B	C	D	E
11.对自己没有信心	A	B	C	D	E
12.自言自语	A	B	C	D	E
13.担心财务问题	A	B	C	D	E
14.与人见面时感到窘迫	A	B	C	D	E
15.担心发生可怕的事	A	B	C	D	E
16.白天觉得累	A	B	C	D	E
17.下午感到喉咙痛,但并非感冒所致	A	B	C	D	E
18.心里不安,无法静坐	A	B	C	D	E
19.感到非常口干	A	B	C	D	E
20.心脏有毛病	A	B	C	D	E
21.觉得自己非常无用	A	B	C	D	E

续表

题项	总是	经常	有时	很少	从未
22.吸烟	A	B	C	D	E
23.肚子不舒服	A	B	C	D	E
24.觉得不快乐	A	B	C	D	E
25.流汗	A	B	C	D	E
26.喝酒	A	B	C	D	E
27.很自觉	A	B	C	D	E
28.觉得自己像四分五裂了	A	B	C	D	E
29.眼睛又酸又累	A	B	C	D	E
30.腿或脚抽筋	A	B	C	D	E
31.心跳加速	A	B	C	D	E
32.怕结识人	A	B	C	D	E
33.手脚冰冷	A	B	C	D	E
34.便秘	A	B	C	D	E
35.未经医生开处方乱吃药	A	B	C	D	E
36.发现自己很容易哭	A	B	C	D	E
37.消化不良	A	B	C	D	E
38.咬手指	A	B	C	D	E
39.耳朵有嗡嗡声	A	B	C	D	E
40.小便次数多	A	B	C	D	E
41.有胃溃疡	A	B	C	D	E
42.有皮肤方面的毛病	A	B	C	D	E
43.咽喉很紧	A	B	C	D	E
44.有十二指肠溃疡	A	B	C	D	E
45.担心工作	A	B	C	D	E
46.有口腔溃疡	A	B	C	D	E
47.为小事所烦厌	A	B	C	D	E
48.呼吸急促	A	B	C	D	E
49.觉得胸部紧迫	A	B	C	D	E
50.很难做出决定	A	B	C	D	E

评分方法与评定标准：

1.评分：A(总是)4分；B(经常)3分；C(有时)2分；D(很少)1分；E(从未)0分。

2.将所有的得分加起来。

3.评分与解释：

93分以上：表示处于高度应激反应中，身心遭受压力伤害，需要去看心理医生，进行必要的心理调整。

82~92分：表示正在经历较多的心理压力，身心健康正在受到损害，人际关系出现问题。

71~81分：表示压力相对适中，可能刚刚开始出现对健康不利的情况。

60~70分：表示压力适中，偶尔可能出现压力较大，但有能力应对，心理趋向于平静。

49~59分：表示能够控制压力反应，心理处于相对放松状态。

38~48分：表示来自外界的压力影响很小，工作与生活缺少适度压力和兴奋。

27~37分：表示生活沉闷，即使发生刺激或有趣的事情也很少做出反应，需要增加反应，增加社会活动或娱乐活动。

16~26分：表示在工作与生活中经历的压力经验不够，或是没有正确分析自己。

心理测评二：个性与压力心理测评量表

指导语：本问卷用于确定个性类型是否是造成工作压力的原因。1分=从不这样；2分=极少这样；3分=有时这样；4分=经常这样；5分=总这样。

1.认识新的人对我来说很紧张。

2.我的配偶和朋友都认为我要求太高、工作太卖命了。

3.我的生活际遇是由命运和环境所决定的。

4.如果能够选择的话，我宁愿自己单独工作。

5.如果对于工作任务的指示不明确，我就会感到焦虑不安。

6.对我工作的负面评价会使我几天都闷闷不乐。

7.我是部门完成工作量最多且最先完成的人，我感到自豪。

8.生意上的决策特别让我感到有压力。

9.我没有什么办法来影响那些掌权的人。

10.当我不得不和他人打交道时，我的工作不是那么有成效。

11.我更愿意听从他人的意见而不是依靠自己的。

12.我更愿意有稳定收入，也不愿做令人振奋却需担责任工作。

13.我在工作中常常会遇到截止期限和时间的压力。

14.既然不可能在组织内尝试变革，我就对事情听之任之。

15.一般来说，有问题时我会逃避而不是跟他人对质。

16.如果有一种工作方法奏效，我通常不会再做改变。

17.我需要得到他人的称赞才能感到自己干得不错。

18.因为我不想失败，所以我避免冒险。

19.我很少对自己感到满意。

20.如有什么打乱我的日常安排，我会感到特别心烦意乱。

21.我不喜欢让人知道我的私事。

22.在新环境中，我往往会过分地小心和紧张。

23.我有个倾向：花越少的时间做越多的工作。

24.由于职业缘故，我没机会做我真正想做的事情。

25.如果有人批评我,我就会开始怀疑自己。

26.我因有条理、整洁和准时而自豪。

27.我不喜欢参加聚会或去其他人多的地方。

28.成功跟运气有很大的关系。

29.在和客户打球或共进晚餐时,我谈成不少生意。

30.如果有人反驳我,我会感到特别不愉快。

评分与解释:

将各个题目的得分相加就是你的最后得分。

(1)得分在136~150分:个性倾向于在工作中对你造成巨大压力,而这可能会影响你在压力下正常工作的能力。

(2)得分在116~135分:通常无法较长时间地应对很大的压力,你需要改进。

(3)得分在76~115分:你有很好的平衡。你要有意识地做出努力,在遇到压力时让自己保持一种积极态度。

(4)得分在46~75分:你的性格不太会加重你对于压力的反应。你可能会觉得自己能够处理和控制大多数事情。

(5)得分在30~45分:你的性格能够缓解生活、工作中大部分压力,能在压力下出色工作。你拥有担任领导者的素质。

此问卷可以确定哪些个性造成了你的压力。将各题的得分相加,即可发现哪组所占分量较重。

自尊心理低/高:6、11、17、19、25;

古板/灵活:5、16、20、26、30;

内向/外向:4、10、15、21、27;

外在导向/内在导向:3、9、14、24、28;

容易紧张/缓解紧张:2、7、13、23、29;

寻求安全/冒险:1、8、12、18、22。

心理测评三:抑郁自评量表

指导语:请根据你近一周的感觉来进行评分,数字代表该选项的得分。

题号	情绪状态	程度			
		从无	有时	经常	持续
1	我感到情绪沮丧,郁闷	1	2	3	4
2	我感到早晨心情最好	4	3	2	1
3	我要哭或想哭	1	2	3	4
4	我夜间睡眠不好	1	2	3	4
5	我吃饭像平时一样多	4	3	2	1
6	我的性功能正常	4	3	2	1
7	我感到体重减轻	1	2	3	4
8	我为便秘烦恼	1	2	3	4
9	我的心跳比平时快	1	2	3	4
10	我无故感到疲劳	1	2	3	4
11	我的头脑像往常一样清楚	4	3	2	1
12	我做事情像平时一样不感到困难	4	3	2	1
13	我坐卧不安,难以保持平静	1	2	3	4
14	我对未来感到有希望	4	3	2	1
15	我比平时更容易激怒	1	2	3	4
16	我觉得决定什么事很容易	4	3	2	1
17	我感到自己是有用的和不可缺少的人	4	3	2	1
18	我的生活很有意义	4	3	2	1
19	假若我死了别人会过得更好	1	2	3	4
20	我仍旧喜爱自己平时喜爱的东西	4	3	2	1
	总分				

结果分析：

指标为总分，即各项目得分之和，其中第2、5、6、11、12、14、16、17、18和20题为反序计分。将20个项目的各个得分相加，即得粗分。标准分等于粗分乘以1.25后的整数部分。SDS的评定结果以标准分来定：标准分小于50分为无抑郁；标准分大于等于50分且小于60分为轻微至轻度抑郁；标准分大于等于60分且小于70分为中度至重度抑郁；标准分大于等于70分为重度抑郁。

此评定量表不仅可以帮助干部诊断是否有抑郁症状，还可以判定抑郁程度。因此，此量表一方面可以用来作为辅助诊断的工具；另一方面也可以用来观察在治疗过程中抑郁症患者的病情变化，用来作为疗效的判定指标。但是，此评定量表不能用来判断抑郁的性质，它所以不是抑郁症的病因及疾病诊断分类用表。因此，干部在测出有抑郁症之后，应该及时到精神科门诊进行详细的检查、诊断及治疗。

心理测评四:焦虑自评量表

指导语:下面有二十条文字,请仔细阅读每一条,把意思弄明白,然后根据你近一星期的实际情况在适当的得分上画"√"。

序号	题目	没有或很少有	有时有	大部分时间有	绝大部分时间有
1	我觉得比平常容易紧张和着急(焦虑)	1	2	3	4
2	我无缘无故地感到害怕(害怕)	1	2	3	4
3	我容易心里烦乱或觉得惊恐(惊恐)	1	2	3	4
4	我觉得我可能将要发疯(发疯感)	1	2	3	4
5	我觉得一切都很好,不会发生什么不幸(不幸预感)	4	3	2	1
6	我手脚发抖打颤(手足颤抖)	1	2	3	4
7	我因为头痛、颈痛和背痛而苦恼(躯体疼痛)	1	2	3	4
8	我感觉容易衰弱和疲乏(乏力)	1	2	3	4
9	我觉得心平气和,并且容易安静地坐着(静坐不能)	4	3	2	1
10	我觉得心跳很快(心慌)	1	2	3	4
11	我因为一阵阵头晕而苦恼(头昏)	1	2	3	4
12	我有晕倒发作或觉得要晕倒似的(晕厥感)	1	2	3	4
13	我呼气吸气都感到很容易(呼吸困难)	4	3	2	1
14	我手脚麻木和刺痛(手足刺痛)	1	2	3	4
15	我因为胃痛和消化不良而苦恼(胃痛或消化不良)	1	2	3	4
16	我常常要小便(尿意频繁)	1	2	3	4

续表

序号	题目	没有或很少有	有时有	大部分时间有	绝大部分时间有
17	我的手常常是干燥温暖的(多汗)	4	3	2	1
18	我脸红发热(面部潮红)	1	2	3	4
19	我容易入睡并且一夜睡得很好(睡眠障碍)	4	3	2	1
20	我做噩梦	1	2	3	4
总分统计					

结果评价:

统计方法是把各题的得分相加再乘以1.25,取整数即得到标准分。分值越小越好,临界值T为50分,分值越高,焦虑倾向越明显。其中50~59分为轻度焦虑,60~69分为中度焦虑,70分及以上为重度焦虑。

心理测评五:嫉妒心理量表

指导语:请根据你的实际情况在对应方格里画"√"。

序号	内容	程度	
		是	否
1	你熟知的人成就很大时,你会感到生气吗		
2	你是否感到其他人生活得更舒适		
3	你想占有朋友的东西吗		
4	你想占有自己的亲戚的东西吗		
5	假如你的配偶在看他先前的朋友或者情人的照片时,你会感到伤心吗		
6	你是否担忧自己的配偶还爱着先前的情人		
7	你是否坚持要了解自己配偶的全部经力和做过的事		
8	假如别人赞美你的配偶十分有魅力,你会感到不安吗		
9	你是否嫉妒别人的生活		
10	你是否嫉妒别人的家		
11	你是否嫉妒别人的性生活		
12	你是否嫉妒别人的衣服		
13	你是否嫉妒别人的工作		
14	你有没有讲过自己朋友的坏话		
15	假如朋友外出游玩而没有邀你一起去,你会感到伤心吗		
总分			

结果分析:

回答"是"得1分,"否"得0分。

结果评价:

10分以上,你的生活确实是已经遭遇到嫉妒心理的破坏。它已损害了你与他人的关系,你对自己的一切逐渐产生不满。在嫉妒心理产生潜在的、更大的危害之前,你的确应该努力控制一下它的发展。

4~9分,你有较强的嫉妒心,但这并不是你生活中唯一的情感,嫉妒心影响了你与他人的关系,影响了你对他人的感情,但它并没有主宰一切。假如你能够学会予以克服,一定可以从中获益匪浅。

3分以下,在你的生活中,嫉妒心所产生的作用十分小,而且这是一种合理的、自然的人类情感。

心理测评六:工作倦怠量表

指导语:请你根据自己的感受和体会,判断下列情况所发生的频率,并在合适的数字上画"√"。

项目	从不	极少(一年几次或更少)	偶尔(一个月一次或者更少)	经常(一个月几次)	频繁(每星期一次)	非常(频繁一星期几次)	每天
(一)情绪衰竭	该维度的得分=所有题目的得分相加/5						
1 工作让我感觉身心俱惫	0	1	2	3	4	5	6
2 下班的时候我感觉精疲力竭	0	1	2	3	4	5	6
3 早晨起床不得不去面对一天的工作时,我感觉非常累	0	1	2	3	4	5	6
4 整天工作对我来说确实压力很大	0	1	2	3	4	5	6
5 工作让我有快要崩溃的感觉	0	1	2	3	4	5	6
(二)玩世不恭	该维度的得分=所有题目的得分相加						
1 自从开始干这份工作,我对工作越来越不感兴趣	0	1	2	3	4	5	6
2 我对工作不像以前那样热心了	0	1	2	3	4	5	6
3 我怀疑自己所做工作的意义	0	1	2	3	4	5	6
4 我对自己所做工作是否有贡献越来越不关心	0	1	2	3	4	5	6
(三)成就感低落	该维度的得分=所有题目的得分相加						
1 我能有效地解决工作中出现的问题	0	1	2	3	4	5	6
2 我觉得我在为公司做贡献	0	1	2	3	4	5	6

续表

	项目	从不	极少（一年几次或更少）	偶尔（一个月一次或者更少）	经常（一个月几次）	频繁（每星期一次）	非常（频繁一星期几次）	每天
3	在我看来,我擅长自己的工作	0	1	2	3	4	5	6
4	当完成工作上的一些事情时,我感到非常高兴	0	1	2	3	4	5	6
5	我完成了很多有价值的工作	0	1	2	3	4	5	6
6	我相信自己能有效地完成各项工作	0	1	2	3	4	5	6

结果分析：

1.情绪衰竭

情绪衰竭维度有5个项目,采用0~6分的利克特量表进行计分。一般来说,得分越高表明情绪衰竭程度越高。如果总分接近满分(30分),说明你可能处于高度的情绪衰竭状态。如:你的得分为16分,表示你已经有一定程度的情绪疲惫,可能经常感到自己的情感资源被耗尽,在工作中容易产生疲劳、烦躁等情绪。

2.玩世不恭

玩世不恭维度有4个项目,较高的分数代表你对工作和工作对象持有更强烈的冷漠、愤世嫉俗等态度。如:你的得分为11分,说明你可能已经开始对工作产生一些消极看法,对工作中的人和事不再像以前那样热情,可能会表现出对工作任务的敷衍等行为。

3.成就感低落

相对较高的分数表示你的成就感低落程度较低,而较低的分数则表示你的成就感低落程度较高,即对自己的工作成果和能力评价较低。如:你的得分为14分(满分36分),说明你的成就感处于一个相对正常的水平,但如果得分较低,如接近0分,就表明你对自己在工作中的表现非常不满意,可能会出现自我怀疑等情况。

4.综合分析工作倦怠情况

请分别将情绪衰竭、玩世不恭与成就感低落三个维度的得分加起来,综合判断你的工作倦怠状态。如果你的情绪衰竭维度得分高、玩世不恭维度得分高,同时成就感低落维度得分低,那么可以判断你处于比较严重的工作倦怠状态。

例如,你的情绪衰竭维度得分为20分(满分30分),玩世不恭维度得分为18分(满分24分),成就感低落维度得分为6分(满分36分),这种情况下,你很可能对工作感到极度疲惫,对工作中的人和事持消极态度,并且对自己的工作成果缺乏信心,呈现出较为典型的工作倦怠状态。而如果三个维度得分都比较低,如情绪衰竭维度为8分、玩世不恭维度为6分、成就感低落维度为18分,那么可以认为你目前工作倦怠程度较低。

心理测评七：生活事件量表

指导语：下面是每个人都有可能遇到的一些日常生活事件，究竟是好事还是坏事，可根据个人情况自行判断。这些事件可能对个人有精神上的影响（体验为紧张、压力、兴奋或苦恼等），影响的轻重程度是各不相同的，影响持续的时间也不一样。请你根据自己的情况，实事求是地回答下列问题，在最适合的答案上打"√"。

生活事件名称	事件发生时间				性质		精神影响程度					影响持续时间				备注
	未发生	1年前	1年内	长期性	好事	坏事	无影响	轻度	中度	重度	极重	3个月内	半年内	1年内	1年以上	
家庭有关问题																
1.恋爱或订婚																
2.恋爱失败，破裂																
3.结婚																
4.自己(爱人)怀孕																
5.自己(爱人)流产																
6.家庭增添新成员																
7.与爱人父母不和																
8.夫妻感情不好																
9.夫妻分居(因不和)																
10.夫妻两地分居(工作需要)																
11.性生活不满意或一方独身																
12.配偶一方有外遇																
13.夫妻重归于好																
14.超指标生育																
15.本人(爱人)做绝育手术																
16.配偶死亡																
17.离婚																

续表

生活事件名称	事件发生时间				性质		精神影响程度					影响持续时间				备注
	未发生	1年前	1年内	长期性	好事	坏事	无影响	轻度	中度	重度	极重	3个月内	半年内	1年内	1年以上	
18. 子女升学（就业）失败																
19. 子女管教困难																
20. 子女长期离家																
21. 父母不和																
22. 家庭经济困难																
23. 欠债500元以上																
24. 经济情况显著改善																
25. 家庭成员重病或重伤																
26. 家庭成员死亡																
27. 本人重病或重伤																
28. 住房拥挤																
工作学习中的问题																
29. 待业、无业																
30. 开始就业																
31. 高考失败																
32. 扣发奖金或罚款																
33. 突出的个人成就																
34. 晋升、提级																

续表

生活事件名称	事件发生时间				性质			精神影响程度					影响持续时间				备注
	未发生	1年前	1年内	长期性	好事	坏事	无影响	轻度	中度	重度	极重	3个月内	半年内	1年内	1年以上	
35.对现职工作不满意																
36.工作、学习中压力大(如成绩不好)																
37.与上级关系紧张																
38.与同事、邻居不和																
39.第一次远走他乡异国																
40.生活规律重大变动(饮食睡眠规律改变)																
41.本人退休、离休或未安排具体工作																
社交与其他问题																
42.好友重病或重伤																
43.好友死亡																
44.被人误会、错怪、诬告、议论																
45.介入人民事法律纠纷																
46.被拘留、受审																
47.失窃、财产损失																
48.意外惊吓,发生事故,自然灾害																
如果您还经历过其他生活事件,请依次填写																
49.																
50.																

（一）生活事件刺激量的计算方法

1.某事件刺激量＝该事件影响程度分×该事件持续时间分×该事件发生次数；

2.正性事件刺激量＝全部好事刺激量之和；

3.负性事件刺激量＝全部坏事刺激量之和；

4.生活事件总刺激量＝正性事件刺激量＋负性事件刺激量。

请填写正性事件刺激量:(　　　);

请填写负性事件刺激量:(　　　);

请填写生活事件总刺激量:(　　　)。

（二）自评量表计分方法

一次性的事件如流产、失窃要记录发生次数,长期性事件如住房拥挤、夫妻分居等不到半年计为1次,超过半年计为2次。影响程度分为5级,从毫无影响到影响极重分别记0、1、2、3、4分。影响持续时间分为3月内、半年内、1年内、1年以上4个等级,分别计1、2、3、4分。

请填写家庭生活方面得分:(　　　);

请填写工作学习方面得分:(　　　);

请填写社交及其他方面得分:(　　　);

三项总分是:(　　　)。

（三）LES结果解释

LES总分越高反映个体承受的精神压力越大。95％的正常人一年内的LES总分不超过20分,99％不超过32分。负性事件的分值越高对个体身心健康的影响越大;正性事件分值的意义尚待进一步的研究。

心理测评八:心理健康自评量表

指导语:请你根据自己的实际情况,将下列选项用分级标准进行评分。

十分同意,6分;比较同意,5分;有点儿同意,4分;有点儿不同意,3分;不太同意,2分;十分不同意,1分。

1.我对自己持有积极的态度。

2.我意识到并且接受自己有优点也有缺点。

3.我对自己过去的生活方式持肯定态度。

4.我喜欢与他人建立温暖、满意和信任的关系。

5.我经常对他人的幸福表示关心。

6.我对他人能表示强烈的情感,包括很强的移情、爱心和亲密感。

7.我能抵抗很强的社会压力,能独立思考和行动。

8.我能根据自己的标准而不是他人的标准来衡量自己。

9.我对他人对我的看法和期望不是很在意。

10.我对自己有效处理每天的事情的能力很有信心。

11.我能意识到机会的存在并利用它们。

12.我感觉自己能控制环境。

13.我明白生命是有目的的。

14.我相信自己过去的和现在的生命都有意义。

15.我相信自己的生命在朝好的方向前进。

16.我视自己的生命为一个成长和发展的机会。

17.我感觉到自己在随着时间进步。

18.在成长中,我对自己的了解会更多。

评分标准:

发展健全、心理健康的个性倾向与上述各项描述一致。测试得分越高,心理越健康。

心理测评九:睡眠质量自评量表

指导语:你的睡眠情况到底怎么样呢? 回答几个简单的问题就可以知道了。以下问题是关于你的睡眠情况,请你根据实际情况选择出最佳答案。

1.睡眠时间很不规律,不能按时上床睡觉。( )

A.经常　　B.有时　　C.很少　　D.从未

2.工作或娱乐至深夜。( )

A.经常　　B.有时　　C.很少　　D.从未

3.躺在床上脑子里全是白天见过的人和发生的事,难以入睡。( )

A.经常　　B.有时　　C.很少　　D.从未

4.入睡后稍有动静就能知道。( )

A.经常　　B.有时　　C.很少　　D.从未

5.整夜做梦,醒来时觉得很累。( )

A.经常　　B.有时　　C.很少　　D.从未

6.很早就醒来,而且再也睡不着了。( )

A.经常　　B.有时　　C.很少　　D.从未

7.有点儿不顺心的事就彻夜难眠。( )

A.经常　　B.有时　　C.很少　　D.从未

8.换个地方就难以入睡。( )

A.经常　　B.有时　　C.很少　　D.从未

9.一上夜班就睡眠不好。( )

A.经常　　B.有时　　C.很少　　D.从未

10.要使用安眠药才能安然入睡。( )

A.经常　　B.有时　　C.很少　　D.从未

计分方法:选中A记5分,B记2分,C记1分,D记0分。

如果你的总分在20分以上,说明你有严重睡眠障碍;总分在5~20分,说明你的睡眠质量比较差;总分在5分以下(没有A项)说明你的睡眠质量良好。

如果你的累计得分在5分以上,特别是有A项得分,需要高度重视你的睡眠状况,想办法改善睡眠质量。

参考文献

[1]张伯源.变态心理学[M].北京:北京大学出版社,2005.

[2]燕国材,刘振中.领导干部心理健康讲座[M].北京:中国友谊出版公司, 2010.

[3]杨冬丽.领导干部要学会情绪管理[J].新西部,2011(7):8-9.

[4]郭玉琴.领导干部的焦虑情绪及其心理干预[J].领导科学,2011(26): 34-35.

[5]任真.心理学视角下的领导—部属关系[M].北京:北京大学出版社, 2020.

[6]张亚勇.干部教育成长与执政党建设[M].天津:天津人民出版社,2015.

[7]金盛华.社会心理学[M].3版.北京:高等教育出版社,2020.

[8]马正立.中国基层领导干部成长机理研究:基于场域、机制与角色的分析框架[M].北京:中国社会科学出版社,2020.

[9]冯正直,戴琴.健康心理学[M].重庆:西南师范大学出版社,2015.

[10]冯正直,王立菲.医学心理学[M].2版.北京:人民卫生出版社,2017.

[11]王俊秀,杨宜音.中国社会心态研究报告(2012~2013)[M].北京:社会科学文献出版社,2013.

[12]贾高建.社会转型中的失范问题[J].理论前沿,2003(15):17-19.

[13]罗大华.犯罪心理学[M].3版.北京:中国政法大学出版社,2014.